「まさかこんなことが起こるなんて」を
見抜いて予測できる！

急変フラグ

臨床に出向く前に
押さえておきたい
前ぶれサイン
77

聖マリアンナ医科大学病院 看護部
急性・重症患者看護専門看護師
集中ケア認定看護師
藤野智子 ── 編著

著者一覧

（編集）

藤野智子
聖マリアンナ医科大学病院 看護部
急性・重症患者看護専門看護師
集中ケア認定看護師

（執筆）

五十嵐真
医心館
クリティカルケア認定看護師

野口綾子
東京科学大学病院 集中治療部 兼任
大学院保健衛生学研究科 災害・クリティカルケア看護学分野
急性・重症患者看護専門看護師

菅原明美
公立置賜南陽病院
クリティカルケア認定看護師

岡啓太
京都岡本記念病院
集中ケア認定看護師

藤野智子
上掲

はじめに

1993年、Sudden Changesという英語にピンと来たある編集者が、日本語で「急変」というフレーズを世に広めました。それから30年たった今、「急変」という言葉は当たり前に使用されています。

この書籍の著者は、急性期の重症者看護を中心に実践を重ねてきたエキスパートです。患者の全身状態が変わりやすく、急変対応も含む急性期の看護に対して、過去には「ミニドクター」と揶揄された時期もありました。また、急性期以外の看護師から「急性期の看護師は蘇生させることが仕事でしょ？」と誤認されることもありますが、これらの意見は激しく否定します。

瀬戸際に立たされている急性期の重症者は、多くのモニタやデバイスに囲まれながら、いのちの維持回復の軌跡をたどります。その間、私たちは**「いかに急変させないか」**ということに注力し、モニタやデバイスに表示される数値やグラフから患者の状態を看るだけでなく、患者の声なき声を常に聞いています。つまり、全身状態の安定化を目指しているのが急性期の看護です。

この書籍を発刊するに至ったきっかけは、「急変」というフレーズを看護業界に広く認知させた編集者から、「臨床上の急変事例をコンパクトにまとめて、若手に『こういう場合は急変フラグだよ』ということを伝えたい」という声かけからでした。

本書籍をまとめていて見えてきたのは、臨床上の急変には一定の法則があるかもしれないということ。それは、教科書上に記載されている基本的な事項がほとんどです。あとは早期に気づき、時に医師に警告し、早期介入ができるか否かです。

本書が若手看護師らのフラグに気づく一助となり、予知できた「急変」がなくなることを切に願っています。

2025年3月　藤野 智子

目次

はじめに 3

本書の見方・使い方 8

第1章 意識状態の変化に伴う急変

Case1 つじつまの合わない会話や危険行動がある　五十嵐真 12

Case2 「何か変」「いつもと違う」という漠然とした訴え　野口綾子 14

Case3 敗血症の高齢患者が危険行動を取っている　菅原明美 16

Case4 敗血症患者が多弁となり意思疎通できない　野口綾子 18

Case5 高齢患者でせん妄が続きバイタルが悪化　菅原明美 20

Case6 呼吸が速く眼つきが変化している　野口綾子 22

Case7 せん妄と判断し経過観察している　菅原明美 24

Case8 発熱・頻呼吸からの異常な言動　野口綾子 26

Case9 声かけにいつものような返事がない　野口綾子 28

Case10 頭部打撲後、しばらく後にせん妄状態　菅原明美 30

Case11 精神疾患患者で低カリウム血症がある　菅原明美 32

Case12 急に性格が変わる　野口綾子 34

第2章 治療経過中の急変

Case1 起坐呼吸で、動くと苦しい　野口綾子 38

Case2 肩、顎・歯の痛みが続き血圧が低下　野口綾子 40

Case3 炎症強く興奮状態の患者へ解熱鎮痛薬投与　五十嵐真 42

Case4 酸素療法を急速に強化しても頻呼吸　野口綾子 44

Case5 肝硬変患者の腹痛、嘔吐、血圧低下　菅原明美 46

Case6 高齢者の嘔吐・下痢・発熱　菅原明美 ⋯⋯⋯⋯⋯ 48

Case7 検査後すぐに血圧が低下し始めた　藤野智子 ⋯⋯⋯⋯⋯ 50

Case8 皮膚が発赤し痛みが増強している　野口綾子 ⋯⋯⋯⋯⋯ 52

Case9 普段よりいびきが大きく反応が鈍い　岡啓太 ⋯⋯⋯⋯⋯ 54

Case10 分子標的治療薬の初回投与時に異変　野口綾子 ⋯⋯⋯⋯⋯ 56

Case11 頭痛が続き数回の嘔吐がある　菅原明美 ⋯⋯⋯⋯⋯ 58

Case12 感染による発熱に解熱鎮痛薬を投与　岡啓太 ⋯⋯⋯⋯⋯ 60

Case13 口数が減り、そぐわない笑顔を見せる　野口綾子 ⋯⋯⋯⋯⋯ 62

Case14 心疾患患者の腹痛、便意、冷汗　岡啓太 ⋯⋯⋯⋯⋯ 64

Case15 治療による出血リスクのある患者　五十嵐真 ⋯⋯⋯⋯⋯ 66

Case16 透析治療中に意識消失　野口綾子 ⋯⋯⋯⋯⋯ 68

Case17 激しい腹痛と血圧低下　岡啓太 ⋯⋯⋯⋯⋯ 70

Case18 繰り返す発熱へ解熱鎮痛薬投与　菅原明美 ⋯⋯⋯⋯⋯ 72

Case19 鮮血（吐血・下血）が見られた　菅原明美 ⋯⋯⋯⋯⋯ 74

Case20 原因のはっきりしない痛みが続いている　菅原明美 ⋯⋯⋯⋯⋯ 76

Case21 他院からの転院、院内での転棟後　藤野智子 ⋯⋯⋯⋯⋯ 78

Case22 感染症の原疾患が増悪し状態が不安定　藤野智子 ⋯⋯⋯⋯⋯ 80

Case23 体動の激しい患者のモニタからアラーム音　五十嵐真 ⋯⋯⋯⋯⋯ 82

Case24 透析治療中の外痔核からの出血　岡啓太 ⋯⋯⋯⋯⋯ 84

Case25 咳嗽時にドレーンからの排液量増加　藤野智子 ⋯⋯⋯⋯⋯ 86

Case26 口唇が蒼白で呼吸が速い・浅い　藤野智子 ⋯⋯⋯⋯⋯ 88

Case27 高齢者への解熱鎮痛薬投与　菅原明美 ⋯⋯⋯⋯⋯ 90

Case28 「急変しそう」と気づいた後の一手　藤野智子 ⋯⋯⋯⋯⋯ 92

Case29 上気道狭窄音とともに努力様呼吸がある　岡啓太 ⋯⋯⋯⋯⋯ 94

Case30 それでも12誘導が先なのか？　藤野智子 ⋯⋯⋯⋯⋯ 96

Case31 アルコール性肝障害患者の不整脈の頻発　菅原明美 98

Case32 糖尿病・心不全患者の呼吸困難感の訴え　岡啓太 100

Case33 心筋梗塞後に脈圧が低下　五十嵐真 102

Case34 透析患者の腹痛からの血圧低下　菅原明美 104

Case35【アドバンス】 体温低く、肩を使い大きく呼吸している　野口綾子 106

Case36【アドバンス】 利尿薬が効かず徐々に酸素需要が増加　野口綾子 108

Case37【アドバンス】 低栄養状態への栄養投与　野口綾子 110

第3章　術後経過中の急変

Case1 術後に呼吸回数が増加している　五十嵐真 114

Case2 整形外科手術後の初めての離床　野口綾子 116

Case3 想定通りに尿量が増えていかない　五十嵐真 118

Case4 術後に栄養・水分摂取が進まず血圧が低め　野口綾子 120

Case5 冷汗がありあくびが増加している　五十嵐真 122

Case6 歩行訓練から戻った直後に意識レベル低下　岡啓太 124

Case7 胸腔ドレーンの呼吸性変動が消失　五十嵐真 126

Case8 術後の疼痛と嘔気が強く治まらない　菅原明美 128

Case9 術後の覚醒不良があり反応も鈍いまま　五十嵐真 130

Case10 人工呼吸器のアラームが鳴り止まない　五十嵐真 132

Case11 心臓血管外科術後の入院患者　藤野智子 134

第4章　ケア・処置中の急変

Case1 繰り返された血圧の低下と上昇　五十嵐真 138

Case2 患者が極度に緊張している　五十嵐真 140

Case3 突然の気道内圧上昇　五十嵐真 142

Case4　食事行動に問題のある患者から一瞬目を離した　菅原明美　……… 144

Case5　脳卒中後のMRI検査　五十嵐真　……… 146

Case6　「胸痛」だけど異常なし　五十嵐真　……… 148

Case7　高齢の精神疾患患者の食事　菅原明美　……… 150

Case8　認知症患者対応時の違和感　五十嵐真　……… 152

Case9【アドバンス】　鼻出血後に不穏状態となりSpO₂低下　岡啓太　……… 154

第5章　移動・搬送中の急変

Case1　呼吸状態の悪い患者がトイレから出てこない　野口綾子　……… 158

Case2　体位変換時に呼吸状態悪化　岡啓太　……… 160

Case3　緊急時の搬送中に不整脈出現　五十嵐真　……… 162

Case4　今までになかった強い頭痛の出現　岡啓太　……… 164

Case5　歩行やケア時に意識が無くなることがある　菅原明美　……… 166

Case6　肥満患者の上気道閉塞　岡啓太　……… 168

Case7　骨折術後の移動　五十嵐真　……… 170

索引　……… 172

COLUMN

多重課題のケースにおける急変への心構え　菅原明美　……… 36

RRSを起動するタイミング　藤野智子　……… 112

SBAR　藤野智子　……… 136

アーチファクト　五十嵐真　……… 156

本書の見方・使い方

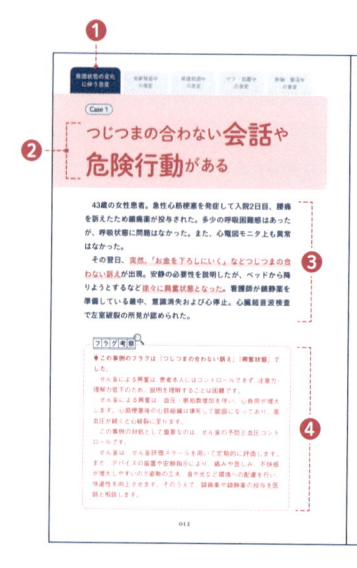

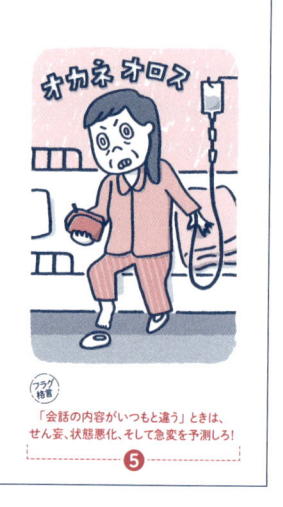

「会話の内容がいつもと違う」ときは、
せん妄、状態悪化、そして急変を予測しろ！

❶ 章タブ

●本書は「意識状態の変化に伴う急変」「治療経過中の急変」「術後経過中の急変」「ケア・処置中の急変」「移動・搬送中の急変」の各章から構成されます。今読んでいるページがどのようなタイプの急変事例なのか、タブをチェックすればすぐにわかります。

❷ 急変フラグ

●ここでは、2000件余りの事例を参考に、急変が起こる可能性を示唆する場面や、モヤモヤしてしまう状況を言語化し「急変フラグ」として位置づけました。「何か起こるかもしれない場面・状況」と捉えて、タイトルだけでも覚えてみてください。

❸急変事例

●さまざまな原因で患者が急変した臨床事例を、主に看護師の目線から端的に紹介します。事例の流れを追う中で、急変の可能性を示唆するフラグは何だったのか、どう察知すればよかったのか、察知したうえでどう対応すべきだったのか、あなたがその患者を受け持つ看護師になったつもりで考えてみましょう。

●事例文の中でとりわけヒントになりそうな情報については、文字を強調してあります。まずは「フラグ考察」や「フラグ格言」へ目を通す前に、あなたなりの思考や着眼点でどこまで「真相」に迫れるか、ぜひチャレンジしてみてください。

❹フラグ考察

●果たしてフラグの真相は何だったのか、あなた自身による考察の方向性はどれだけ筋がよかったのか、このパートを読んで確かめてください。もっとも、フラグを言い当てられたところで、医療従事者として適切な対応につなげ、患者を助けることができなければ、あまり意味はないかもしれません。何のためにフラグを見つけるのかと言えば、早期のケアや治療介入、多職種連携などで患者を救うため。その根本を忘れないようにしたいものです。

❺フラグ格言

●当該事例を通して、あなたに学んでほしいポイント、持ち帰ってほしい教訓を、ズバリ端的に言い表したメッセージです。何度も何度も読んで唱えて、あなたの体に染み込ませてください。

(Staff)

装丁・本文フォーマット	渡邉真央（アイル企画）
イラスト	立花満
DTP	アイル企画
校正	ボーテンアサセくりみ

＊急変フラグの元になっている各CASEは
　2000以上の症例を参考に作成した架空のものです

第1章

意識状態の変化
に伴う急変

Case 1

つじつまの合わない会話や危険行動がある

　43歳の女性患者。急性心筋梗塞を発症して入院2日目、腰痛を訴えたため鎮痛薬が投与された。多少の呼吸困難感はあったが、呼吸状態に問題はなかった。また、心電図モニタ上も異常はなかった。

　その翌日、突然、「お金を下ろしにいく」などつじつまの合わない訴えが出現。安静の必要性を説明したが、ベッドから降りようとするなど徐々に興奮状態となった。看護師が鎮静薬を準備している最中、意識消失および心停止。心臓超音波検査で左室破裂の所見が認められた。

フラグ考察

💡この事例のフラグは『つじつまの合わない訴え』『興奮状態』でした。

　せん妄による興奮は、患者本人にはコントロールできず、注意力・理解力低下のため、説明を理解することは困難です。

　せん妄による興奮は、血圧・脈拍数増加を伴い、心負荷が増大します。心筋梗塞後の心筋組織は壊死して脆弱になっており、高血圧が続くと心破裂に至ります。

　この事例の対処として重要なのは、せん妄の予防と血圧コントロールです。

　せん妄は、せん妄評価スケールを用いて定期的に評価します。また、デバイスの留置や安静指示により、痛みや苦しみ、不快感が増大しやすいので姿勢の工夫、音や光など環境への配慮を行い、快適性を向上させます。そのうえで、鎮痛薬や鎮静薬の投与を医師と相談します。

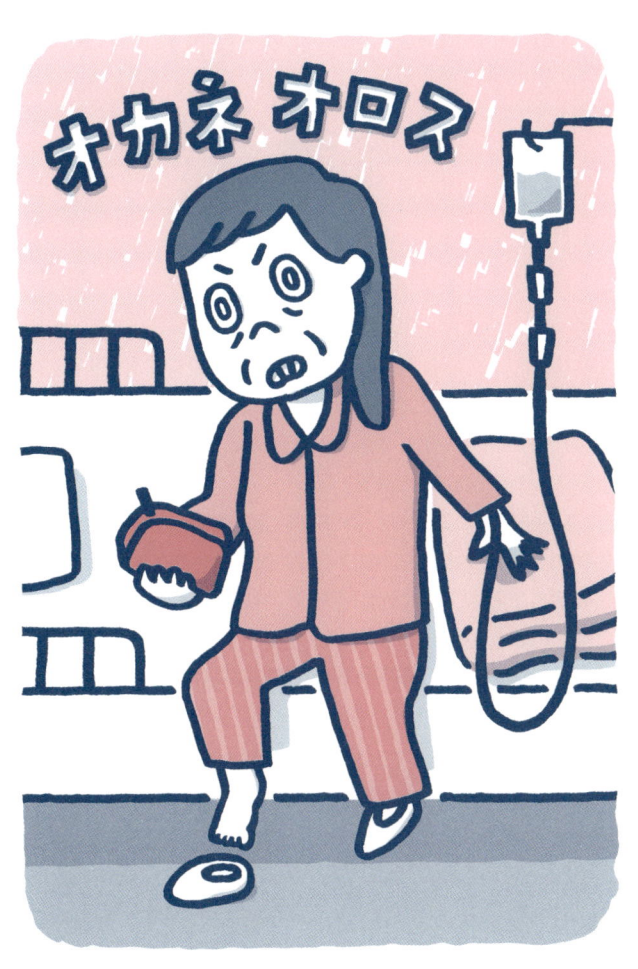

フラグ格言

「会話の内容がいつもと違う」ときは、
せん妄、状態悪化、そして急変を予測しろ！

Case 2

「何か変」「いつもと違う」という漠然とした訴え

悪性リンパ腫で化学療法中の50代の患者。起床後、「いつもと違う感じがする」と看護師に訴えた。日中に話を聞くと、これまで時々、左手足の力の入りにくさを自覚することがあったとわかった。その後、MRIで一過性脳虚血発作の診断となり、神経内科が併診し経過観察となった。

1週間後のリハビリ中、再び左手足の力の入りにくさが一過性に出現。理学療法士（PT）から連絡を受けた看護師が担当医に報告すると、症状がなければリハビリを続け、病棟帰室後に医師の診察を受けることになった。

帰室後、看護師に「何か変な感じ」は変わらないと訴えがあった。主治医が来るまで経過観察していたところ、病室で心停止している患者を発見。CTで広範囲脳梗塞と診断された。

フラグ考察

💡この事例のフラグは、『患者の違和感』『一過性脳虚血発作』でした。

一過性脳虚血発作を起こすと、発症後90日以内に約20%、そのうち半数が2日以内に完成型脳梗塞に移行するリスクが高いとされています[1]。

発作後の治療は時間との勝負になるため、症状とリスクを家族や他職種とも共有し、異常があれば直ちに医師に報告します。

1）Amin HP, Madsen TE, Bravata DM, Wira CR, Johnston SC, Ashcraft S, et al. Diagnosis, Workup, Risk Reduction of Transient Ischemic Attack in the Emergency Department Setting: A Scientific Statement From the American Heart Association. Stroke. 2023;54(3):e109-e21.

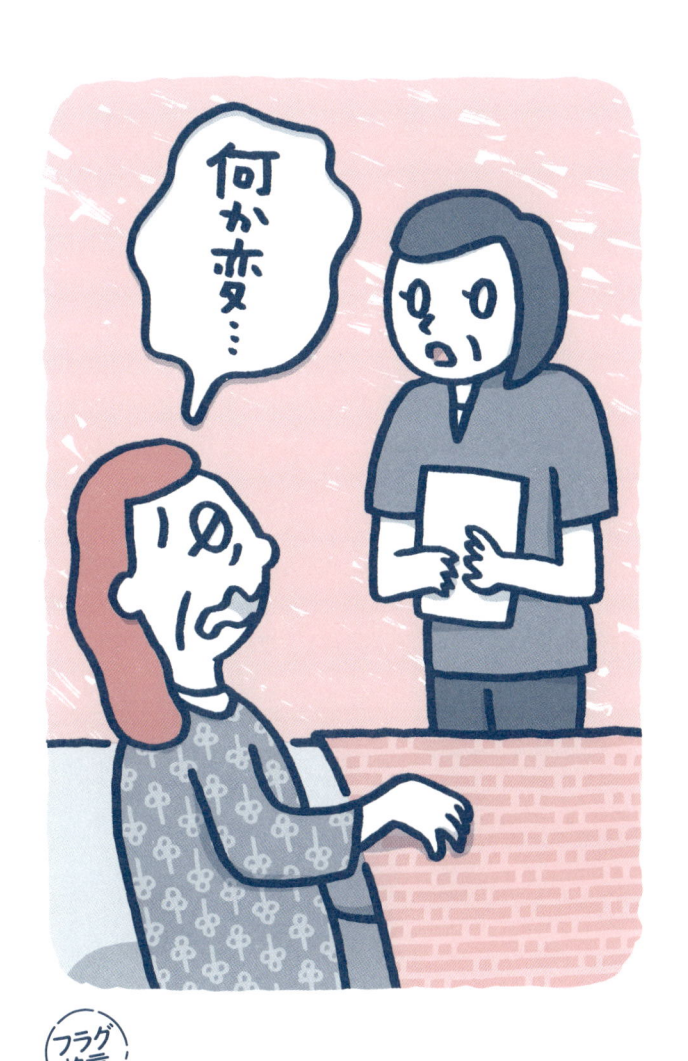

Case 3

敗血症の高齢患者が危険行動を取っている

　5日前に、顔面と左上肢のⅡ度熱傷のため、通院で経過を見ていた84歳の男性患者。発熱、体幹部の発赤、血圧と意識レベル低下で救急搬送され、敗血症と蜂窩織炎の診断で入院加療となった。

　血圧は輸液により安定したが、手足を大きく動かす危険行動が見られた。看護師が注意深く観察していたところ、患者は一点を凝視し、けいれんを来した。モニタ上で心停止となり、胸骨圧迫を開始。まもなく心拍再開し、意識レベルが改善して反応も見られた。

フラグ考察

💡 **この事例のフラグは、『敗血症』『高齢』でした。**

　熱傷の経過観察中に敗血症が進行し、早期発見とは言えない状況だった可能性があります。また、高齢のため予備能力が低下、全身状態は悪く、急変リスクの高い状態だったはずです。

　この事例の主病となる敗血症は、感染を契機に全身臓器へ重篤な障害を引き起こす病態です。末梢血管抵抗の低下による血圧低下、代償的な呼吸数増加、末梢が温かいウォームショックなどの症状を呈し、治療が遅れれば心停止に至る可能性もあります。

　敗血症による全身の低酸素は、脳機能不全の誘因となり、意識障害やせん妄症状を起こします。せん妄の発症は、環境変化や薬剤の影響だけでなく、低酸素でも発症することには注意が必要です。

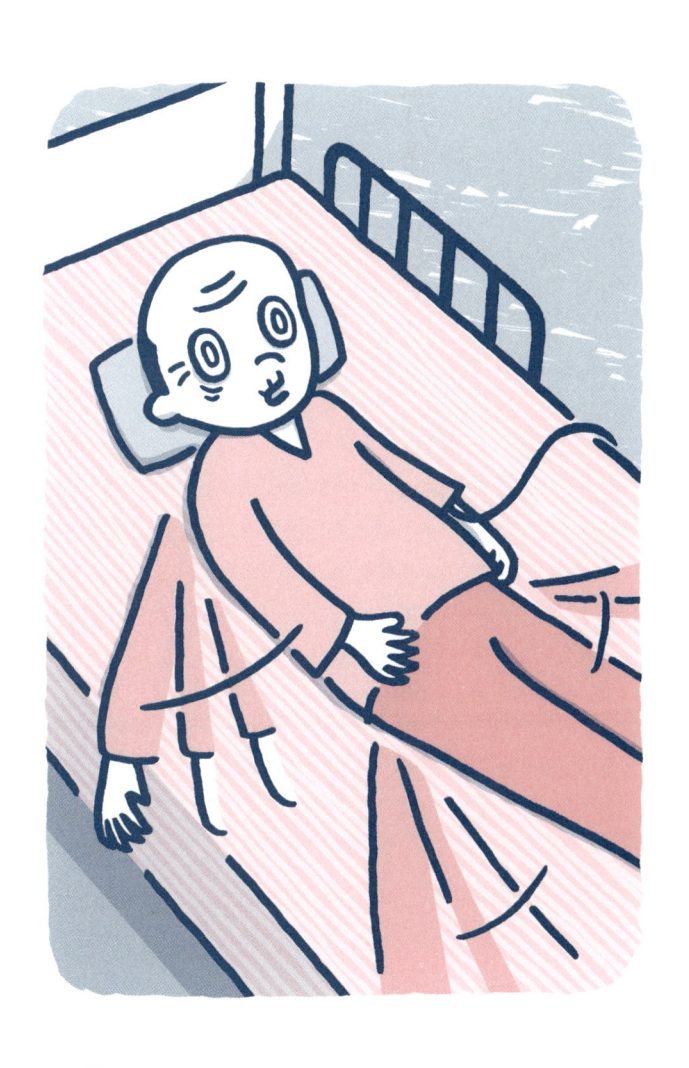

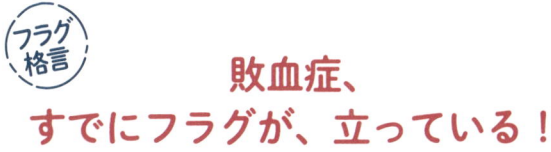

フラグ
格言

**敗血症、
すでにフラグが、立っている！**

Case 4

敗血症患者が**多弁**となり
意思疎通できない

　膠原病で、ステロイドを内服している70代の患者。39℃の発熱があり、腎盂腎炎による敗血症で入院した。

　抗菌薬治療が開始され、バイタルサインは安定していたが、徐々に落ち着きなく多弁となっていた。多弁の状態が続くことでSpO₂が低下するため、看護師は話すのを控えるように声をかけたが、患者は「はいはい」と返すだけで話を止めることはなかった。

　看護師は、呼吸数の測定が難しいことから、まずは指示簿に沿って酸素を増量したが、会話もままならなくなり、ようやく測定できた呼吸数は30回/分を超えていた。それを医師へ報告している間に血圧が低下し、敗血症性ショックでICU入室となった。

フラグ考察

●この事例のフラグは、『落ち着きのなさ』『自制がきかない多弁』『酸素需要の増加』でした。

　すでに抗菌薬の投与が開始されていたとしても、免疫抑制となっている患者では、敗血症から敗血症性ショックへの進行があり得ることを考えておく必要があります。

　興奮や多弁が目立つ場合は、頻呼吸が覚知しにくくなりますが、落ち着きのなさ、興奮、不安といった精神症状や意識レベルの変化をショックのサインとして捉え、早期に対応することで急変を避けられる可能性があります。

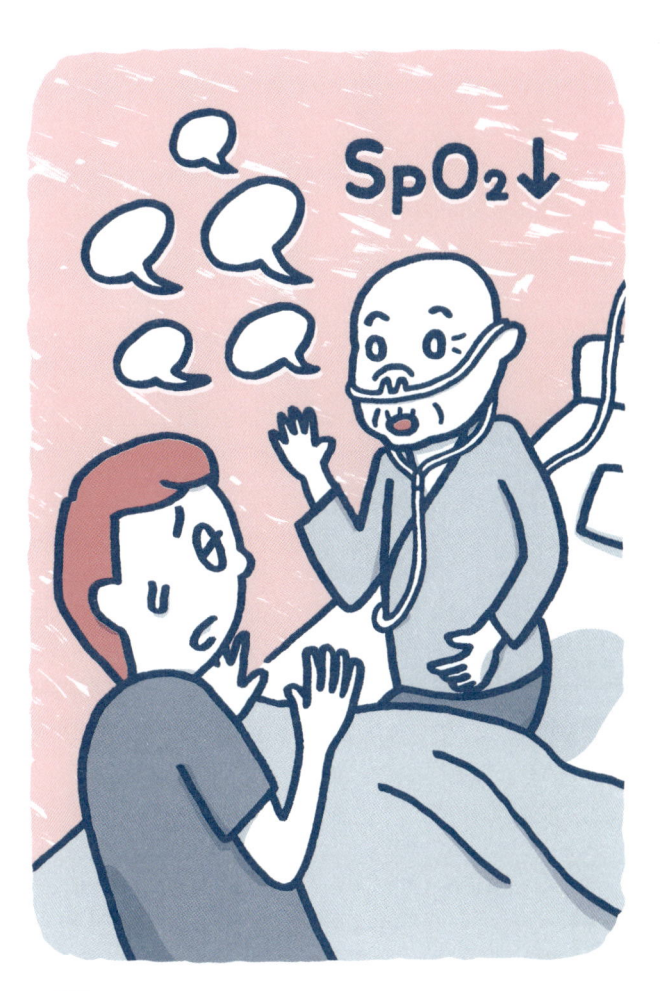

敗血症の意識レベル変化は、
ショックの進行を疑え！

Case 5

高齢患者で
せん妄が続きバイタルが悪化

　腸閉塞で3度目の入院をした82歳の男性患者。経鼻胃管を挿入したうえで入院となった。

　入院後、経鼻胃管による手動吸引で排液があり、腹部膨満感と腹痛が見られたため、腹痛にはアセトアミノフェン静注で対応していた。また、せん妄症状があり、経鼻胃管を自己抜去したため、再挿入が行われた。排尿が少なく導尿を実施したが、尿量は200mLにとどまり、輸液負荷で経過を見守っていた。

　深夜のラウンド時、患者に呼吸促迫、冷汗、顔色不良、四肢冷感があり、血圧は70mmHgであったため、リンゲル液の輸液負荷を行い、医師へ連絡した。酸素投与10Lを開始し、血圧の安定を図った後、CT検査により小腸穿孔によるフリーエアが確認された。

フ ラ グ 考 察

💡 この事例のフラグは、『せん妄』『腹部膨満』『腹痛』でした。
　小腸穿孔による腹痛と腹部膨満感であれば、腹部は腹膜刺激症状があり板状になっていたと考えられます。イレウスによる腹痛と決めつけずに、腹部の状態を観察しアセスメントする必要があります。
　また、状態が悪化し生命の危機状態となれば、せん妄が起こることは容易に考えられます。輸液を負荷していても、尿量が少なく腹痛も持続していれば、ショックへ移行していく危険性が高いと予測することが大切です。

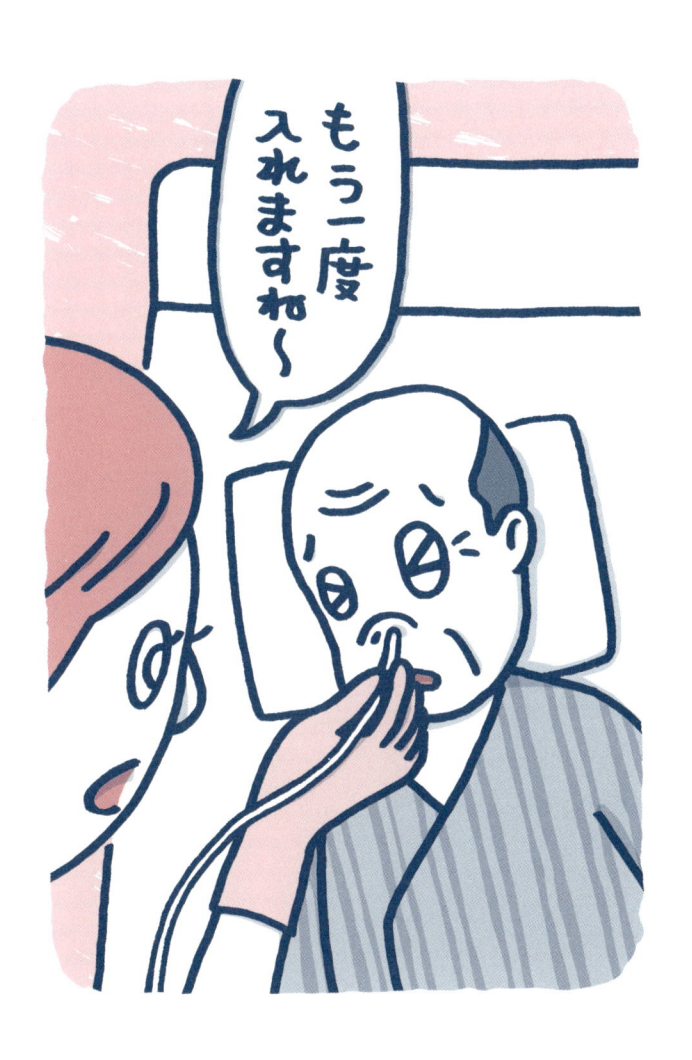

 フラグ格言

**長引くせん妄状態は、
全身状態が改善していないと考えよ！**

Case 6

呼吸が速く眼つきが変化している

高度のうつ状態の治療で入院中の70代後半の高齢患者。朝から37℃台の微熱と28回/分前後の頻呼吸があり、眼つきが鋭くなって発語がなくなった。

呼吸困難感などの自覚症状はないもののSpO2の低下が認められたため、酸素投与が開始された。

誤嚥性肺炎を疑い、血液培養と胸部X線撮影を実施したが、肺炎所見は認められなかった。自覚症状は乏しく首を横に振る程度で訴えはなく、全身のフィジカルアセスメントで腹部を圧迫するとしかめ面となった。

そこで、腹部造影CT検査を行おうとしたところ、頻脈と血圧低下を来し、敗血症性ショックでICUへ入室となった。消化管穿孔が原因だった。

フラグ考察

💡 この事例のフラグは、『頻呼吸』『眼つきの変化』でした。

呼吸数の増加は、酸素需要が高まり代謝性アシドーシスを代償している可能性を考え、併せて発熱があれば、感染などによる体内での炎症を疑うのが妥当です。言語的な訴えが乏しい患者の場合は、わずかな変化を捉える必要があり、フィジカルアセスメントの質が「急変」の予防の可否を決めます。

敗血症の前駆症状である意識変容の形態は多様です。日々の観察を重視し、経時的に全身のフィジカルアセスメントを行うことがポイントになります。

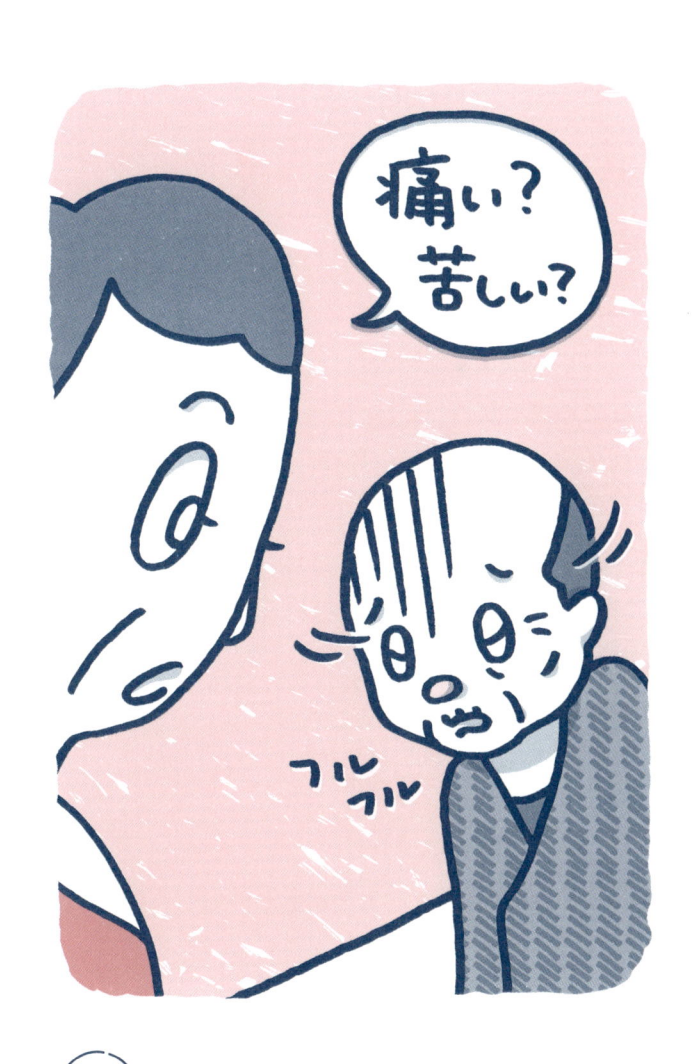

わずかな変化も急変徴候。
気づく観察力を身につけよ！

Case 7

せん妄と判断し経過観察している

イレウス管挿入管理で入院した86歳の男性患者。入院後から、天井に虫が見える幻視や、不穏行動が出現したため、リエゾンチームへコンサルテーションし、向精神薬を使用して経過観察していた。

入院4日目、38℃台の発熱と、喀痰の増加があり呼吸促迫でSpO_2が不安定となった。酸素投与を開始し胸部X線撮影や採血で原因検索をしていたが、発汗が多く、呼吸状態が悪化し呼吸停止した。

コードブルー要請し、心肺蘇生とアドレナリン投与で心拍再開し、ICU転棟となった。

フラグ考察

💡この事例のフラグは、『せん妄』『向精神薬』『絶食』でした。

患者の苦痛や、身体的危機状態の有無を考えていれば、不穏行動の原因を早期に気づけ、急変を防ぐことができた事例だったと言えます。

86歳と高齢であり、身体的な苦痛をうまく伝えることができません。また、イレウスによる嘔吐から、誤嚥をしている可能性が高く、肺炎を併発している危険性があります。

治療のための絶食とイレウス管は、身体的な苦痛の一つになります。そして、事例にある「発汗」を汗と捉えるか、冷汗と捉えるかでも緊急性の判断が変わってきます。せん妄と安易に判断せずに、その原因を考えることが大切です。

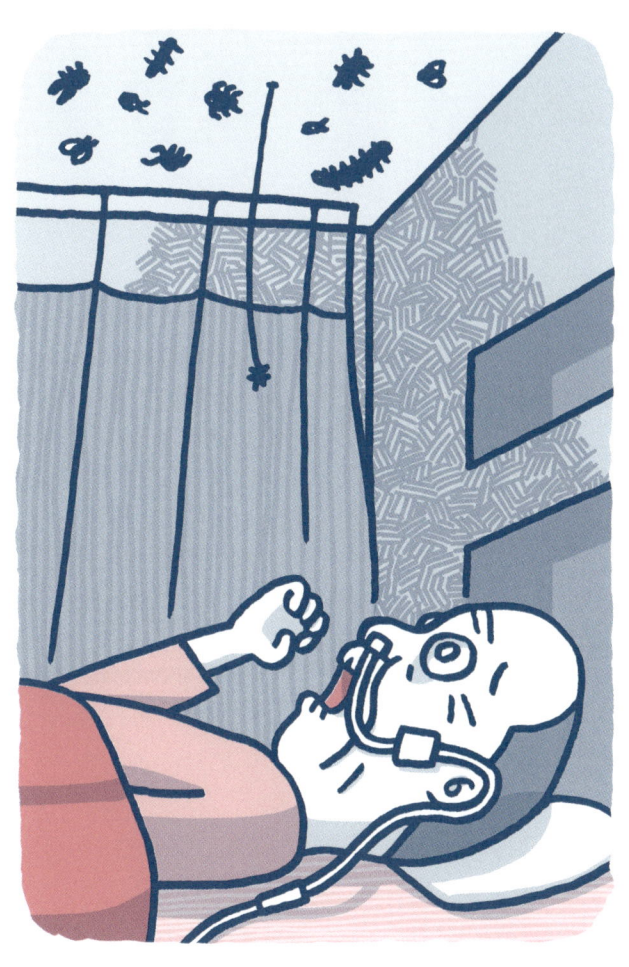

フラグ格言

せん妄は、原因を探って対処せよ！
せん妄の対処だけでは改善しない

Case 8

発熱・頻呼吸からの異常な言動

　発熱、右目の腫脹、腰痛の訴えで入院中の40代の患者。CTにて眼球周囲膿瘍と肝膿瘍が認められたため、肝膿瘍ドレナージを行い、抗菌薬治療が開始された。

　午前中は38℃の発熱と25回/分前後の頻呼吸があり、眠たげな様子でぐったりして受け答えもおっくうそうだったが、午後の訪床時には顔つきが変わって目がギラギラしていた。

　しばらくすると、静脈ラインを自己抜去し、大きく手を叩いたり、その場にいない誰かを大声でののしる不明言動が出現したりと興奮状態となった。

　その後、意識レベルが低下し、収縮期血圧が60mmHg台へ低下しており、ICU入室。敗血症性ショックと診断された。

フラグ考察

💡 この事例のフラグは、『感染症』『せん妄』でした。

　肝膿瘍は血行性に、髄膜炎、眼内炎などの中枢神経や眼病変を来し、敗血症性ショックや死に至ることもあります。

　感染症は治療が開始されても重症化していくことがあるため、前駆症状の観察が重要です。

　せん妄や興奮といった意識レベルの変化は敗血症時に現れやすい症状でもあるため、医師に報告して診断を含めた迅速な対応を求めましょう。

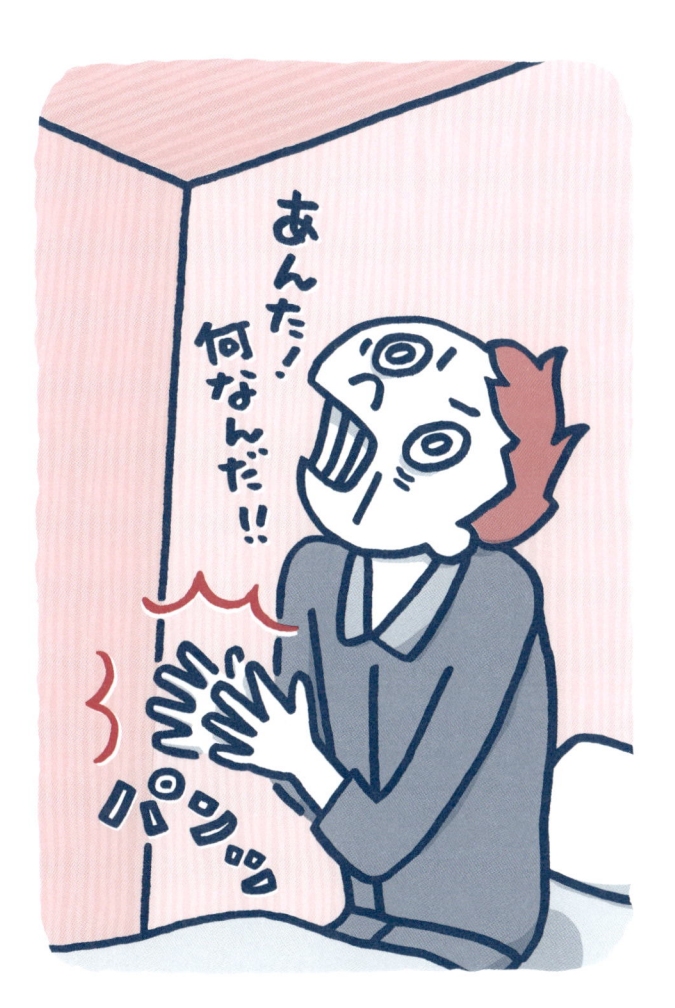

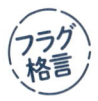 フラグ格言

感染が原因の疾患は、
敗血性ショックに陥るリスクあり！
そしてせん妄は敗血性ショックのサインと捉えよ！

Case 9

声かけにいつもの ような返事がない

　高血圧と心房細動の既往があり、憩室炎による腹腔内膿瘍で入院中の70代の患者。

　夜勤時に看護師が眠前に訪床して声をかけると、こちらを見ただけで返事がなかったが、「昨夜は眠れなかった」と記録にあったため、眠いのだろうと考えてそっとしておいた。夜間は側臥位でいびきをかいていた。

　朝の訪床でも同じ様子でいびきをかいていたため、同様に起こさずにおいた。日勤の看護師の訪床時に反応がなく、慌てて仰臥位にすると、呼吸が止まったためコードブルーをかけた。頭部CT検査で脳梗塞と診断された。

フラグ考察

💡この事例のフラグは、『反応の鈍さ』『夜間』『同一体位』『いびき』でした。

　脳梗塞の初期症状には、半身のしびれ、握力の低下、構音障害のほか、失語があります。日常会話の中で患者の話す能力を評価し、異常を察知する観察力を磨いておくことが物を言います。

　夜間は「睡眠を妨げない」のも重要なケアであり、起こして確認する判断がとても難しくなります。高齢、高血圧、不整脈などの発症リスクや、普段と異なるいびきや体動がないかなどの状況を捉え、他のスタッフとも相談しましょう。

　場合によっては患者を起こして確認することは、早期介入が予後を大きく左右する脳梗塞の病態においては妥当な判断です。

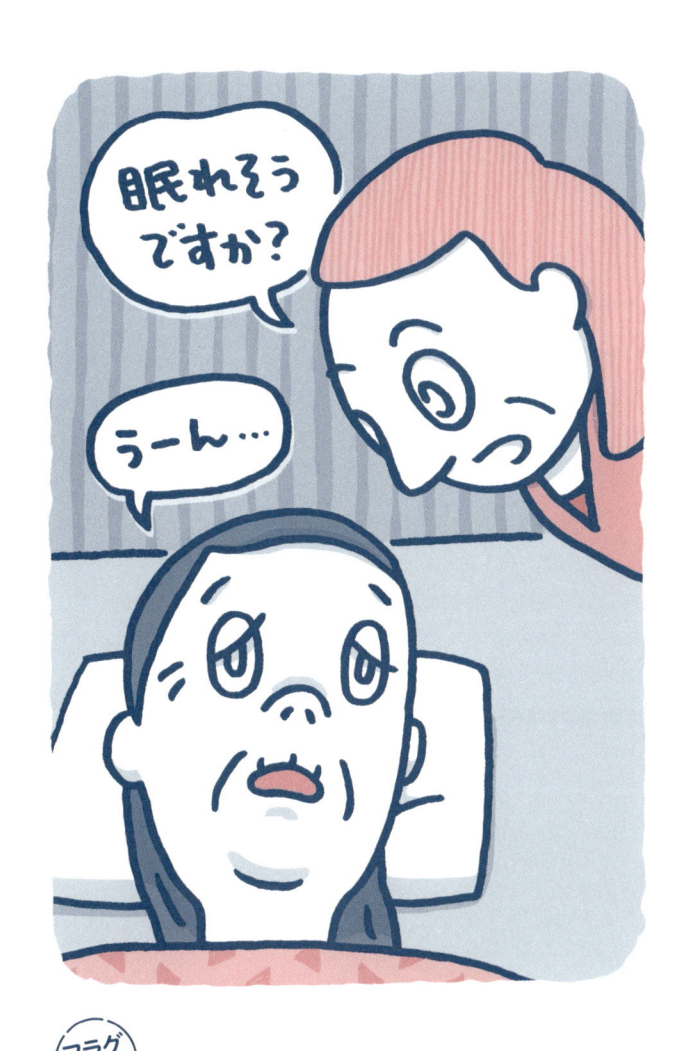

Case 10

頭部打撲後、しばらく後にせん妄状態

　重度の知的障害があり、急性肝障害と敗血症の治療で精神科に入院中の患者が、入院から3か月後に病棟で転倒した。前額部から左眼瞼にかけて挫創と腫脹があり、頭部CT検査後、経過観察を行っていた。

　その後、夜間に患者が落ち着きなく声を発し、ベッド柵を乗り越えようとする行動が見られ、朝食時に覚醒を促したが開眼せず、数時間後に意識レベル低下（JCS 300）と瞳孔不同（L 6.0/R 2.0）が出現。直ちに主治医に報告し、頭部CT検査で急性硬膜下血腫および脳ヘルニアが確認され、脳外科にコンサルトして緊急手術が行われた。

┌─ フラグ考察 🔍 ─────────────

💡この事例のフラグは、『頭部打撲』『肝障害』『意識レベル低下』でした。

　受傷時に頭蓋内出血がなかったとしても、肝障害のために出血傾向の可能性があり、受傷後に出血が増えていく可能性を考える必要がありました。

　また、知的障害があれば、自身の状態を正しく訴えることはなかなか難しいため、意識状態や瞳孔の変化、バイタルサインをきちんと測定し、少しでも変化があれば、頭蓋内出血を早期に察知して脳ヘルニアを防ぐ必要がありました。

　受傷時に頭部CTを撮っていて、頭蓋内出血がないからといって安心はできません。時間経過後の頭蓋内出血があることを忘れてはなりません。

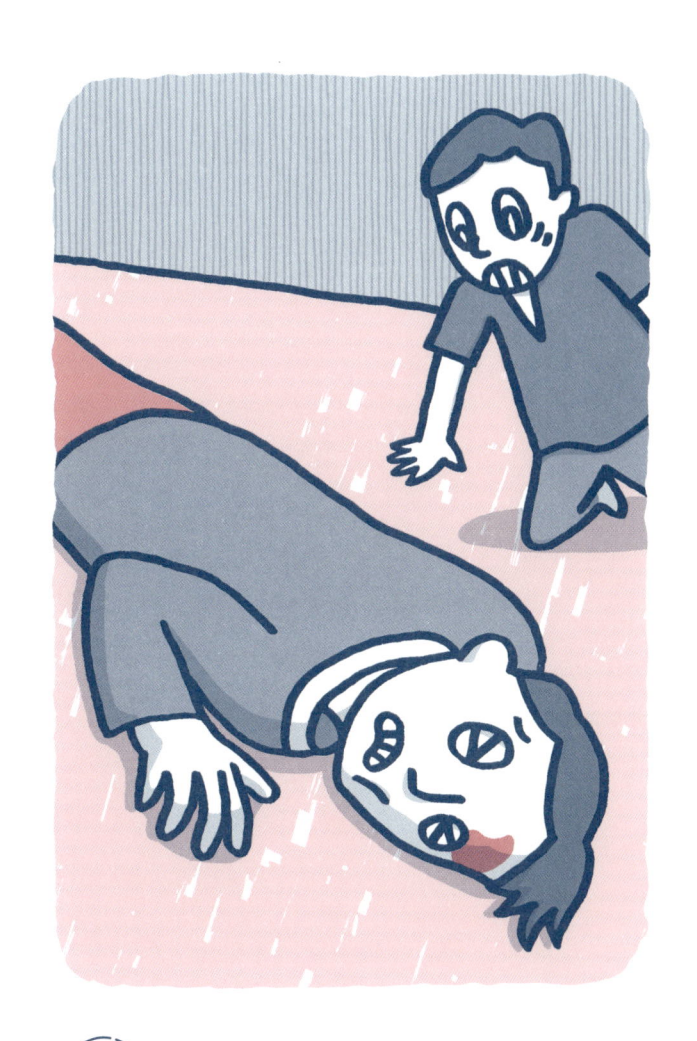

フラグ格言 転倒後は硬膜外血腫を
常に念頭に動こう！
その後の慢性硬膜下血腫も忘れない

Case 11

精神疾患患者で低カリウム血症がある

　統合失調症で入退院を繰り返している62歳の女性が眼球上転し全身硬直、下肢振戦を来して救急搬送された。採血や頭部CT検査で明らかな脳器質的疾患はなく、筋緊張亢進、CK高値からカタトニア（緊張病）と診断され、精神科に入院となった。

　入院後は、意識はあるが清明ではなく、点滴を自己抜去する危険性から身体抑制し経過を見ていた。

　翌朝、看護師が訪室したところ、心肺停止状態の患者を発見。入院時から低カリウム血症（K 1.7mEq/L）があったが、モニタ類は装着していなかった。カリウム排泄促進作用のある漢方薬を内服していたことから低カリウム血症となる可能性は指摘されていたが、カリウムの補正をせず、原因薬物を中止しただけで経過を見ていた。

フラグ考察 🔍

💡この事例のフラグは、『低カリウム』『統合失調症』『意識変容』でした。

　低カリウム血症は、心室性の重症不整脈を来すことから、カリウム補正を行う必要があります。

　しかし、電解質異常の補正は、瞬時に治療はできず長い時間をかけてゆっくりと補正する必要があります。そのため来院時にカリウム補正を開始していたとしても、重症不整脈を起こさないとは言えず、心電図モニタの経時変化を慎重に追っていく必要があります。内服薬の確認も必須だったでしょう。

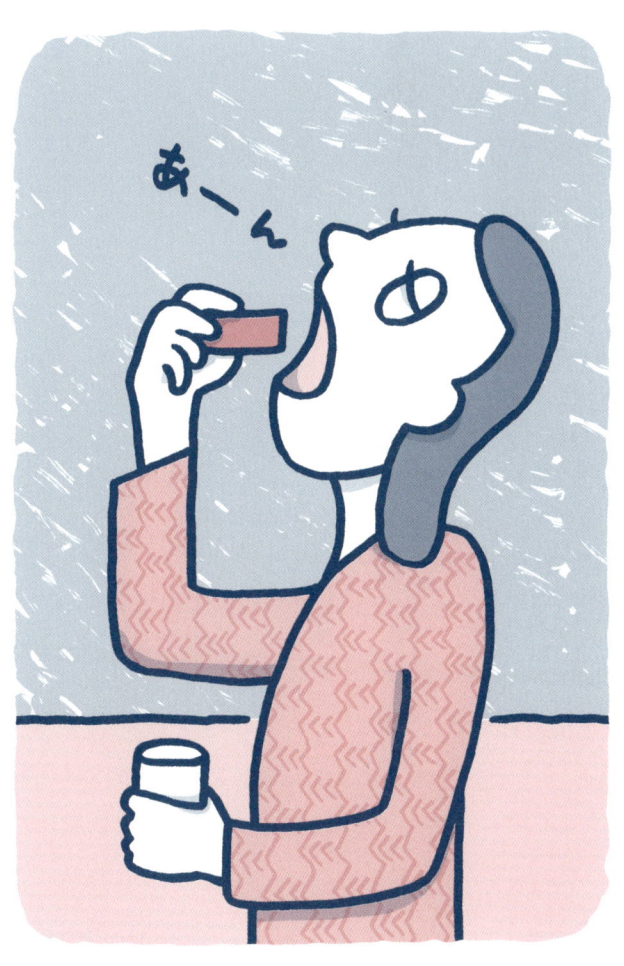

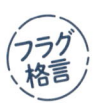
フラグ
格言

**精神疾患による意識変容では、
身体合併症の可能性も見逃すな！**

Case 12

急に性格が変わる

　悪性リンパ腫の治療で骨髄抑制状態となっていた30代の患者。本来は穏やかな人柄だったが、急に怒り出したり、スタッフをののしったりするようになった。

　治療に伴う苦痛や苦悩でストレスが増大していることや、せん妄状態である可能性も考えて、傾聴に努めながら経過観察していたところ、けいれんとチアノーゼが出現したためコードブルーをかけた。ICUへ入室後、サイトメガロウイルス脳炎と診断された。

フ　ラ　グ　考　察

💡この事例のフラグは、『免疫抑制状態』『性格変化』でした。

　先の見通しが立ちにくく、苦痛の伴う治療が避けられない経過では、自己イメージの喪失や精神的な負荷が、せん妄の発症、認知機能の低下、感情の不安定化につながるため、精神的なケアは欠かせません。

　一方で、免疫抑制状態になる治療では、サイトメガロウイルスの再活性化で臓器障害を引き起こすことがあります。意識障害、認知症の悪化、性格変化は、脳炎を疑うことも重要です。

　急変予防において普段の様子との違いや変化に気づくことはとても重要です。その人の普段の様子をよく知る家族やキーパーソンが、医療者よりも早くわずかな変化に気づけることもあります。そのため、家族やキーパーソンの意見も、より重視されるようになってきました。

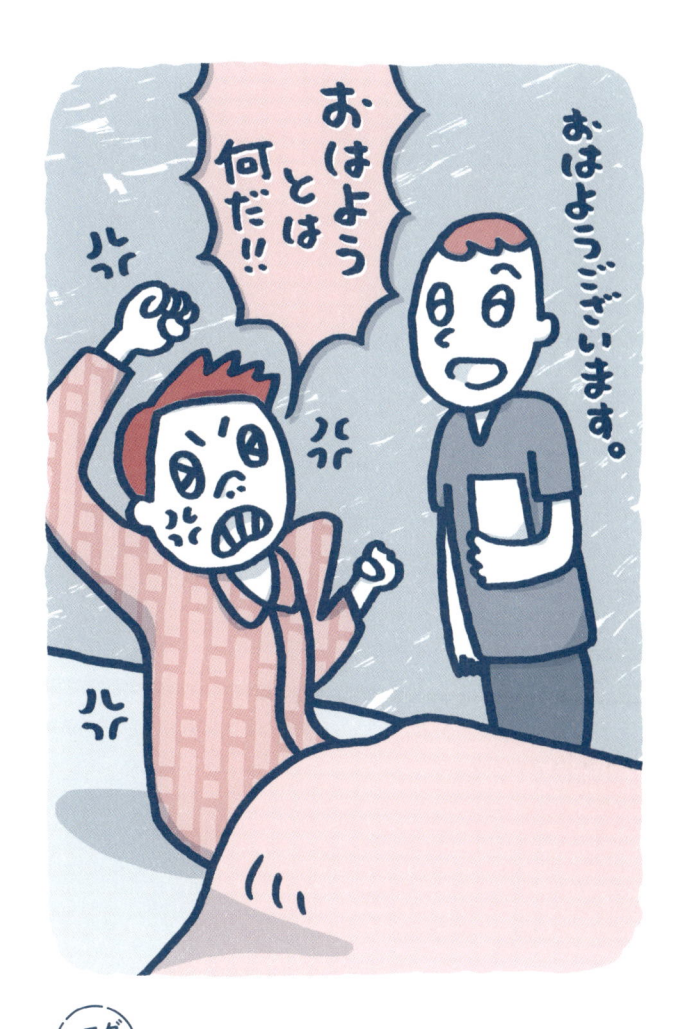

多重課題のケースにおける 急変への心構え

私たち看護師が、同時に遂行しなければならない2つ以上の事柄に対応するためには、そのつど緊急度を判断し、瞬時に優先順位を決めて動く必要があります。患者の生命に関わることを最優先にしながら、適切に判断することが重要です。

入院患者は何らかの健康上の問題を抱えており、体調急変のリスクがあります。状態が安定し、意識清明で意思を伝えることができても、それは患者視点からの訴えに過ぎません。看護師としては、患者の言葉を鵜呑みにするのではなく、潜在的なリスクに気を配らなければなりません。

人は希望的観測に陥りやすい傾向があります。入院患者の状態が安定していると無意識のうちにバイアスがかかり、「何もリスクはない」と思い込み、わずかな状態変化に気づけなくなるかもしれません。

そのため、患者の状態を評価する際は、「この患者が急変するとしたら、どんなことが起こるだろうか」と予測する視点を持つべきです。例えば、ある患者に声をかけて「大丈夫」と返答されても、看護師として「本当に大丈夫だろうか？」と別の視点から考える習慣を持つようにしてください。このように考えることで、例えば窒息のリスクがあると判断し、安全管理の観点から見守りを強化することができます。また、窒息が発生した場合にどう対応すべきかを事前に考えておくことで、最悪の状況に直面しても迅速に動けるようになります。

多重課題を抱える状況では特に、目の前の業務をこなすだけでなく、常にリスク管理の視点を持ち、患者の安全を最優先に考えながら行動していきましょう。

第 2 章

治療経過中
の急変

Case 1

起坐呼吸で、動くと苦しい

慢性腎不全でRAS（レニン・アンジオテンシン・アルドステロン）阻害薬、カリウム吸着薬、リン吸着薬を内服し、喉頭がんの化学療法と放射線療法を受けている60代の患者。食事は十分に摂れないものの、なんとか内服は続けていた。放射線療法後に嗄声が生じ、呼吸困難感で夜間に救急外来を受診した。

「起きているのが楽」で、酸素1Lが外れるとSpO₂ 88%まで低下し、「動くと苦しい」ため尿道カテーテルが留置され、採血や心電図検査を受けたのち一般病棟に入院した。

翌朝に嘔吐し、血圧と意識レベルの低下を来し、心室細動でコードブルーをかけた。入院時の12誘導心電図を再確認するとT波の平低化や陰性化、U波の出現、ST低下が認められ、血液データではK 2.9mEq/Lだった。

フラグ考察

💡この事例のフラグは、『腎不全』『起坐呼吸』『食事摂取不十分で内服継続』でした。

心不全徴候の観察、それに関連する患者本人からの情報収集、検査からの評価が必要です。

夜間の入院では人手が少ないため、看護師同士や医師とのコミュニケーションが不十分になりやすく、重症化や急変リスクの評価も不十分となる恐れがあります。夜間の急変予防は、それぞれのスタッフが確実に評価し、それをいかに共有するかのチームワークがカギになります。

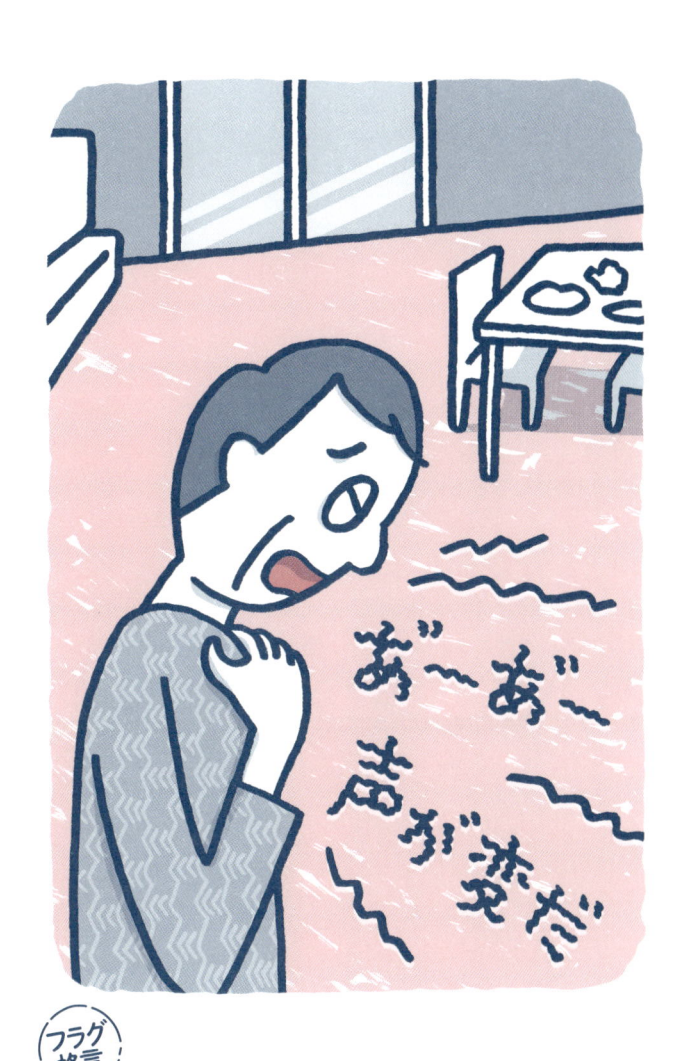

あ〜あ〜
声が変だ

（フラグ格言）

「起きているのが楽（起坐呼吸）」
は急変リスクの典型例。
その理由を探りフラグを見抜け！

Case 2

肩、顎・歯の痛みが続き血圧が低下

化膿性脊椎炎で入院中の患者。高血圧と糖尿病を内服薬でコントロールしていた。

夜間に「肩が痛い」との訴えがあり、看護師が主治医をコール。12誘導心電図を実施し、心電図モニタを装着のうえ、1時間後に診察に行くので"心電図に習熟したリーダー看護師に確認しておいてもらう"ように指示が出た。

しかし主治医は緊急手術が入って来られず、リーダー看護師は緊急入院の対応で手が空かず、患者が「痛みがましになった気がする」と言うので様子を見ていたところ、2時間後にVT波形となり、意識消失に至った。

フラグ考察

💡この事例のフラグは、『肩が痛い』でした。さらに『12誘導心電図を解読する人が限定的』な状況も急変フラグに近いものと言えるでしょう。

まず、この事例における肩の痛みは心筋梗塞による放散痛であり、そのほか歯痛や顎痛など心臓から離れた場所で起こり得ることを押さえておきましょう。心筋梗塞は、発症から治療介入までの時間が予後を左右します。緊急性の高い病態が疑われるときは、この事例の場合、「この人がだめだったらこの人」というようにBプラン、Cプランを考え、人的リソースを知っておく備えも大切です。「本当にそうであった場合」の切迫性を伝え、早期の治療介入を実現させ、急変・重症化を防いでいきましょう。患者により良いケアを提供するための知識や技術を身につけることは看護師の職責ですが、チームでリソースを養う視点も大切です。

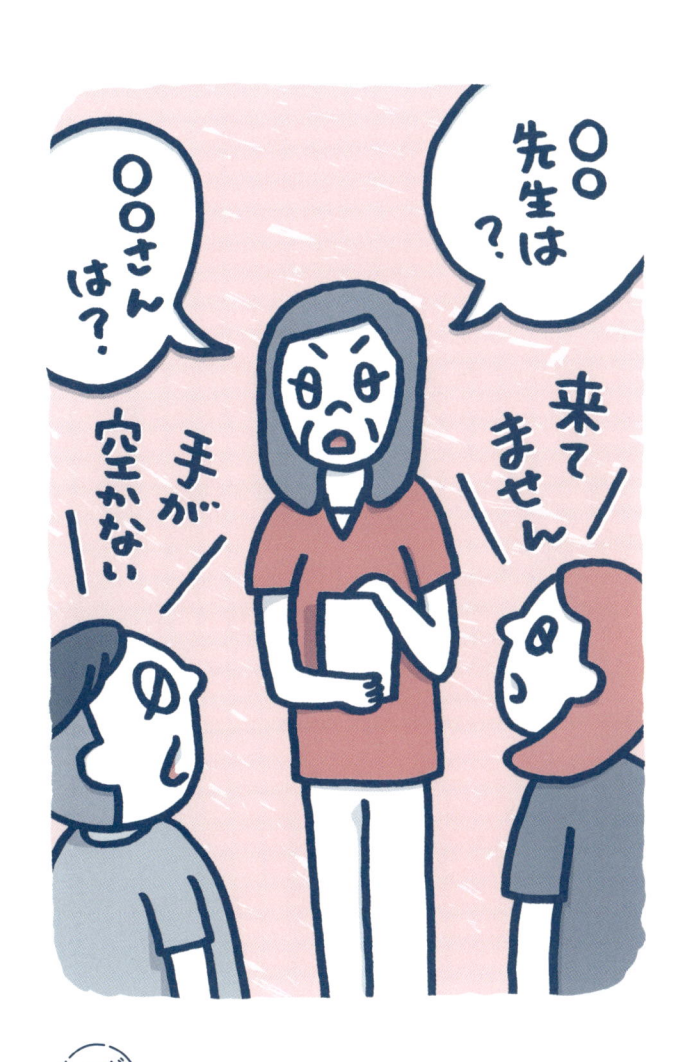

フラグ格言

心筋梗塞の徴候の放散痛。
次は、緊急性をどう伝えるかだ！

Case 3

炎症強く興奮状態の患者へ
解熱鎮痛薬投与

　67歳の男性患者。虫垂炎の増悪から腹膜炎を発症して緊急入院となり、抗菌薬投与にて炎症を抑え待機手術目的での治療となった。

　しかし入院後も、発熱の苦痛と腹痛を強く訴え、「医者を呼んでこい」「早く痛みを取ってくれ」「もうこんなところにはいられないから帰る」と興奮状態であった。

　看護師は、疼痛時の指示であった鎮痛薬と鎮静薬を投与したが、10分後に血圧が一気に低下してショック状態に陥った。

　ドクターコールし、輸液の急速投与にて循環血液量を維持し状態改善した。

フラグ考察

💡この事例のフラグは、『炎症によるストレス』『興奮状態』『鎮痛薬・鎮静薬投与』でした。

　外傷、炎症、疼痛などのストレスが加わると、交感神経が活性化し、血圧が維持されます。こうした状況で鎮痛薬や鎮静薬を使用すると、副交感神経優位となって血圧が低下し、疾患による血圧低下も作用して一気にショック状態になる可能性があります。

　この事例のポイントは、鎮痛薬を使用しないように！ということではありません。敗血症性ショックを伴っている可能性がある場合は、そうしたことを事前に予測し、鎮痛薬・鎮静薬の投与の可否や投与量を慎重に検討し、ショックに陥る可能性を考慮して準備しておきましょう。

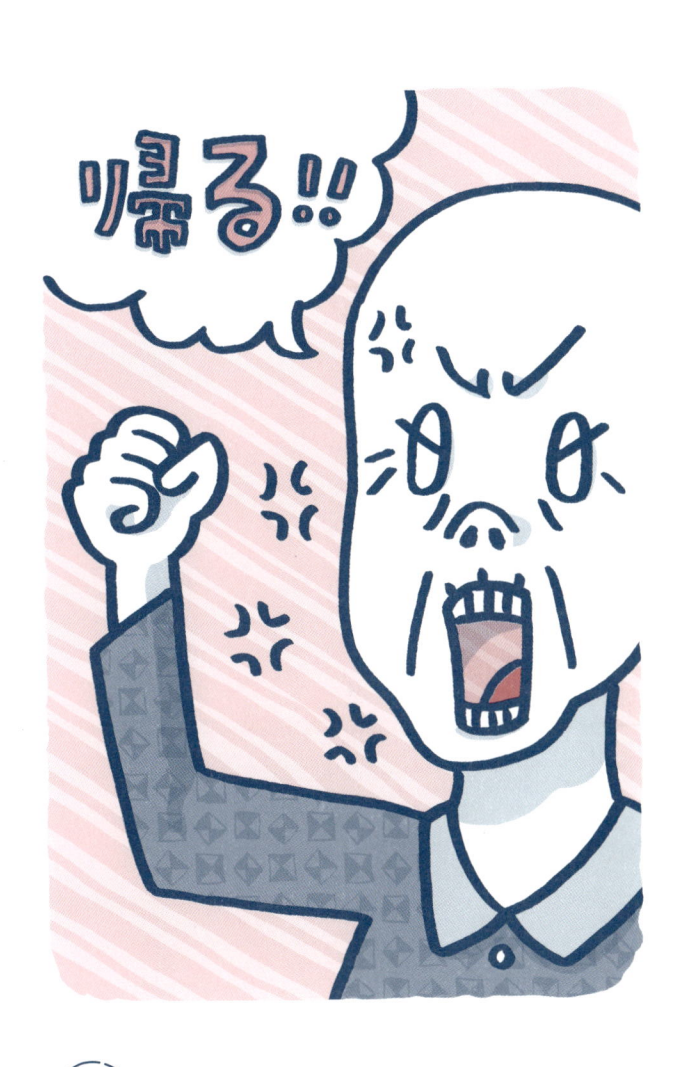

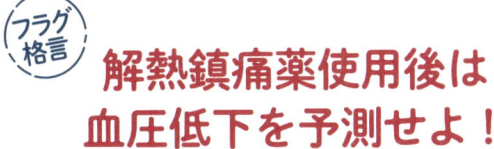フラグ格言

解熱鎮痛薬使用後は
血圧低下を予測せよ！

Case 4

酸素療法を急速に強化しても頻呼吸

　COPDの急性増悪で入院中の70代の患者。心不全の既往があり、病室（個室）内の洗面台に行くだけで自覚なくSpO₂が低下し、40回/分前後の頻呼吸が見られていた。

　労作後のSpO₂の回復が遅くなり、酸素投与が開始されたがカニュラで維持できず、酸素マスク、リザーバー付きマスクにしても変わらず、HFNC*が導入された。時々モニタのアラームでSpO₂の低下を認めて、看護師が訪床すると HFNCは問題なく装着されSpO₂は回復していたが、動作時に患者が自分で外していたことが判明した。

　看護師は移動したいときはナースコールを押すように、何度も説明したものの、アラームが鳴っては回復することが繰り返し観察されていた。その後、何度目かのアラームで看護師が訪床したところ患者に反応がなく、コードブルーをかけた。

フラグ考察🔍

💡この事例のフラグは、『頻呼吸持続』『自覚のない酸素飽和度の低下』『進行する酸素需要の増加』でした。
　COPDでは、安静時でも大きな呼吸仕事量を要します。頻呼吸はさらなる仕事量の増加を招き、呼吸筋を疲弊させ、それが持続した状態は危険です。
　また、酸素療法を短時間かつ急速に強化しなければならない場合は急変のリスクが高いと認識し、観察と評価を強化しましょう。

＊HFNC：高流量鼻カニュラ酸素療法（high flow nasal cannula oxygen）

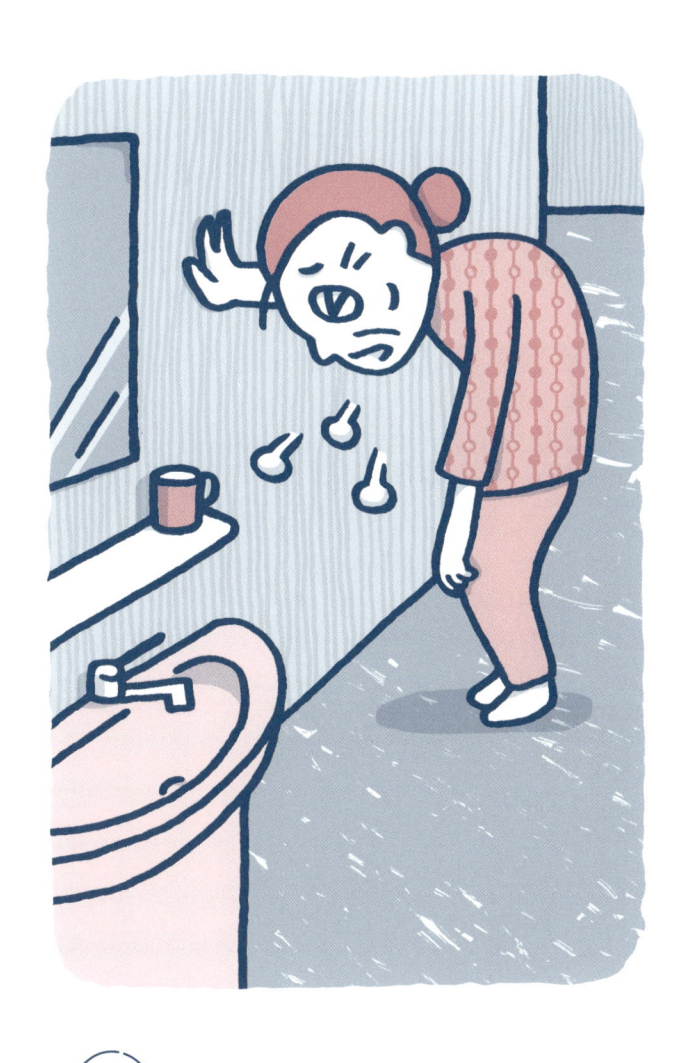

フラグ格言

COPDの低SpO_2は
予備能力が乏しいと理解せよ！

Case 5

肝硬変患者の腹痛、嘔吐、血圧低下

　肝硬変で入院している70歳の男性患者。食欲不振が続き、下肢浮腫や腹部膨満感が出現したため、腹水コントロール目的で入院加療。利尿薬で改善なく、腹水穿刺を行い、経過観察中であった。

　入院2週目、突然胆汁様から便汁様の嘔吐と、腹痛の増強を認めた。また、血圧も80/50mmHgと低下し、下肢挙上と腹部の温罨法で経過観察することになった。

　その2時間後、黒色の大量嘔吐を認め、意識消失と呼吸減弱状態、心拍数約30回/分へ低下したことから、RRSが要請されることとなった。

```
フラグ考察 🔍
```

　💡この事例のフラグは、『肝硬変』『腹水貯留』『便汁様嘔吐』『血圧低下』でした。

　突然の嘔吐から血圧低下に対し適切な対応をしていないことが状態悪化につながりました。

　下肢挙上は一時的な初期対応としては有効ですが、長期になると意味がありません。そして吐血による誤嚥や窒息の危険性があるため、顔を横に向けるなどの誤嚥防止の姿勢が大切です。温罨法より生命を守る対応を優先しましょう。

　腹水貯留により、腸管が動いていない可能性があり、血圧が低下している原因に対処する必要があります。肝機能低下により止血能力が低下しているため、出血した場合は容易に出血性ショックになる危険があり、輸液負荷が必要です。

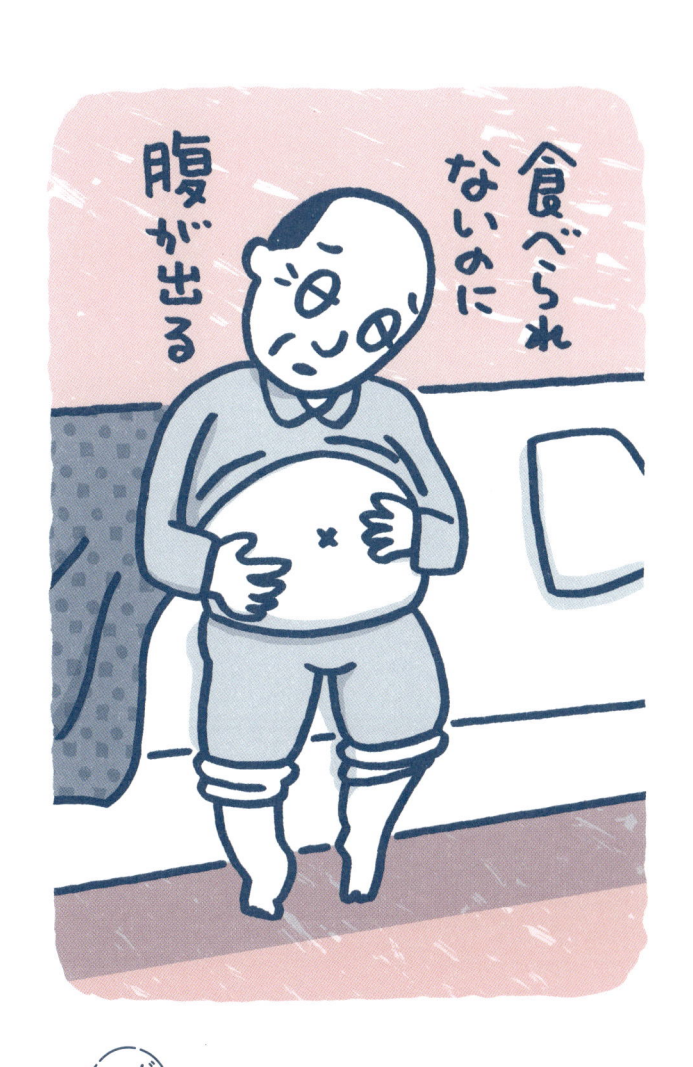

食べられないのに腹が出る

（フラグ格言）
重度の肝機能障害は、
急変リスクと捉えよ。
肝性脳症など意識状態も要注意！

Case 6

高齢者の嘔吐・下痢・発熱

虫垂がんで化学療法を受けている68歳の女性患者。2日前より嘔気と食欲不振あり。さらに嘔吐と下痢が生じたため入院となった。

入院時のCT検査で胃～十二指腸の著明な拡張が認められ、十二指腸閉塞とSMA症候群が疑われた。

入院後にシバリングを伴う発熱があり、38.0℃まで体温上昇した。また、経鼻胃管を挿入し、1300mLの胆汁様の排液を確認した。

排尿がなかったため20時30分に飲水介助し、21時に排尿を促したが、尿意がないとのことで経過を見ていた。23時の巡視時、呼吸停止している患者を発見し、コードブルーを要請したうえで心肺蘇生法を開始。ICU転棟となった。

フラグ考察🔍

💡この事例のフラグは、『嘔吐』『下痢』『発熱』『排尿なし』でした。

十二指腸閉塞に伴う嘔吐と下痢により、著明な血管内脱水が進行し、無尿の状態で循環不全に陥っていました。さらに、シバリングを伴う発熱が脱水を助長した可能性があります。

患者は化学療法中であり、身体の予備能力が低下している可能性も考慮する必要があります。排尿がない原因を明確にし、経過観察でよいのか適切に判断することが重要です。

脱水評価では、腋下の湿潤や口唇の乾燥などの観察に加え、水分出納を考慮すれば、より早い対応が可能だったと考えられます。

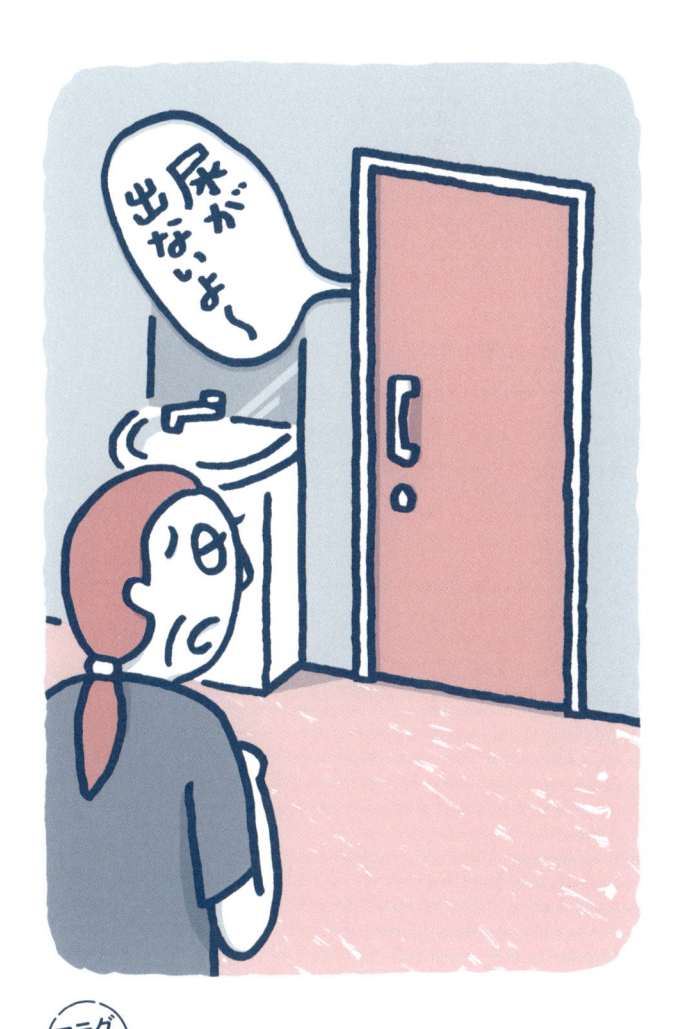

フラグ格言 **脱水を甘く見ない。
特に予備能力が乏しい場合は、
急変のハイリスクと捉えよ！**

Case 7

検査後すぐに
血圧が低下し始めた

外傷で救急外来へ搬送された40代男性。外見からもエコー検査でも、明らかな出血は認めず、バイタルサインも安定していたため、初期評価後に造影CTとX線撮影を行った。

検査を終えて外来に戻ったが、血圧低下と呼吸困難を認めた。急遽、大量輸液やエコー検査を行ったが、原因を特定するに至らなかった。

そこへ、他の患者対応をしていた医師が通り、「造影剤のアナフィラキシーの可能性は？」と一言。あらためて皮膚症状を確認すると、前胸部にわずかな発赤を認めた。抗アレルギー薬を投与したところ、患者の状態はみるみる改善し、バイタルサインも安定した。

フラグ考察

💡 この事例のフラグは、『造影剤検査』『血圧低下』『外傷』でした。

この事例では、「外傷患者は出血を起こすもの」というバイアスに、ほとんどのスタッフがとらわれていました。患者の急変は、その場にいるスタッフに緊張感をもたらしピットフォールに陥りやすいと言えます。

こうした状況でも急変の理由として何が考えられるかをチェックできるリストを作成しておくなど、事前準備を含めた対応が望まれます。

思い込みをせずに、視診をはじめとしたフィジカルイグザミネーションを行うことの重要性を再認識した事例でした。

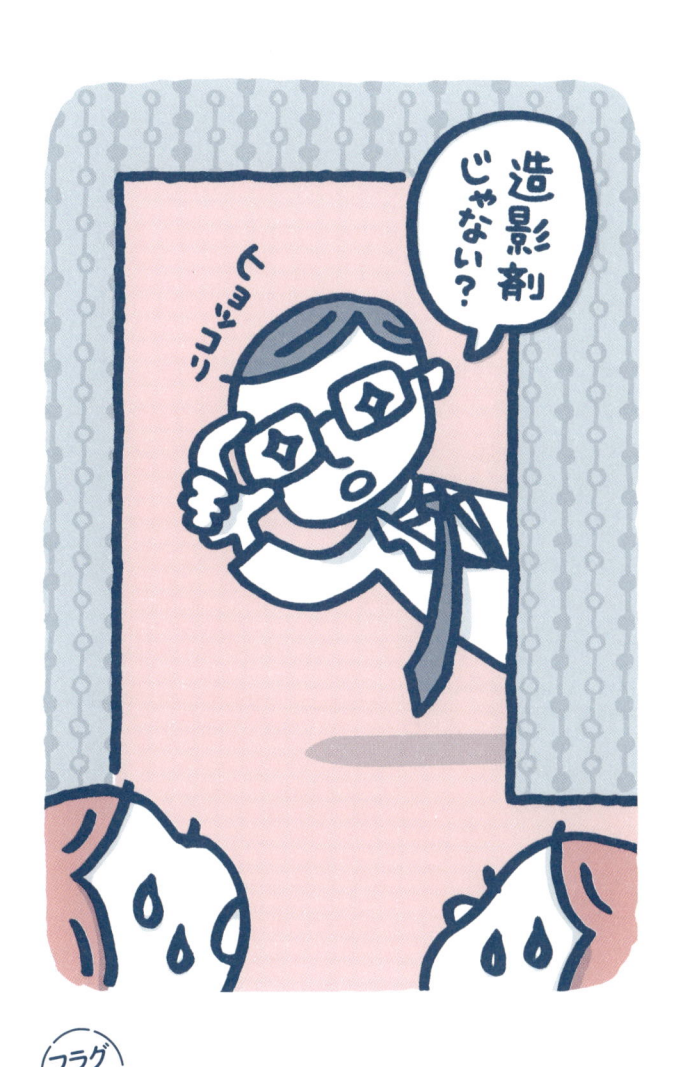

フラグ格言

造影剤使用後の血圧低下は
アナフィラキシーショックを疑え！

Case 8

皮膚が発赤し痛みが増強している

　がん化学療法の副作用で発熱と好中球減少を来し、緊急入院となった患者。入院時より、足首に発赤の部位があり、痛みを訴えていた。我慢強い患者だったが、かなり痛みが強く鎮痛薬を希望した。

　蜂窩織炎が疑われ、血液培養の採取後、抗菌薬が開始された。NSAIDsとアセトアミノフェンを継続的に投与しても痛みは増す一方で、発赤は大腿部まで拡大し、頻脈・頻呼吸となった。血圧は高く、SpO2は維持されていたため、看護師は主治医に報告し、経過観察した。

　数時間後、主治医が訪床したところ意識レベルが低下しており、血圧低下、敗血症性ショックでICUへ入室となった。2日後、壊死性筋膜炎と診断され、治療を継続したが心肺停止となった。

フラグ考察

💡この事例のフラグは、『尋常ではない痛み』『急激に拡大する皮膚の発赤』『頻呼吸』でした。

　蜂窩織炎で観察される同じような皮膚状態の痛みより明らかに強い痛みの訴えがあり、斑点や発赤部位が急激に拡大していれば、壊死性筋膜炎を疑います。

　皮膚の発赤範囲の経時的な変化を確実に共有するための画像記録も有効です。時間との勝負になるため、早期に「疑う」ことがポイントです。その疑いが診断で否定されるまでは、医師へ報告を続けます。

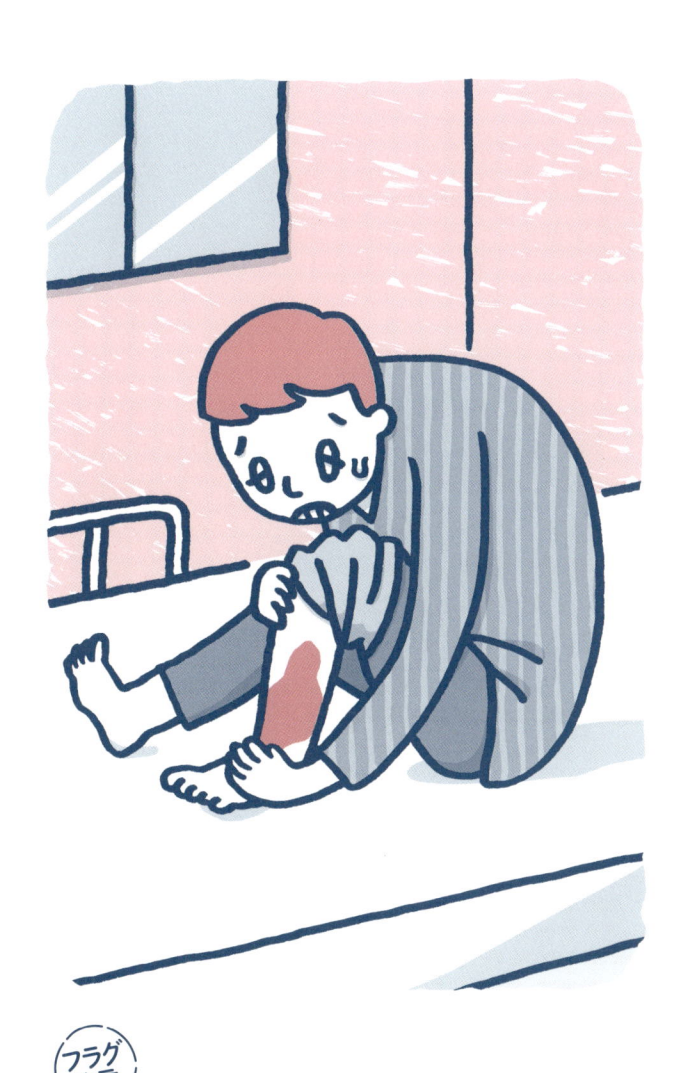

（フラグ格言）
「尋常ではない痛み（疼痛）」
「急激に拡大する皮膚の発赤（進行する症状）」
「頻呼吸」は、すべてフラグと認識せよ！

Case 9

普段よりいびきが大きく反応が鈍い

　S状結腸穿孔の術後、75歳の男性患者。身長160cm、体重103kg、BMI 40、高度肥満で睡眠時無呼吸症候群の診断もあった。NPPVを導入したが受け入れ困難、本人了承時のみ装着していた。

　ある日の夜勤帯、患者はNPPVを拒否し、普段よりも強いいびき様呼吸で入眠していた。翌朝の配膳時、いつもなら声かけにしっかりと反応するが、この時は緩慢な反応で食事も進まず、看護師は「まだ眠たいのかな？」と思っていた。

　その後、箸やスプーンの把持が困難で、身体も右に倒れる様子がうかがえたことから、右半身麻痺の脳梗塞を発症していることが判明した。

フラグ考察🔍

💡この事例のフラグは、『普段よりも強いいびき』『反応が緩慢』『右に倒れる』でした。

　脳内出血や脳梗塞といった脳血管疾患は、発症からの時間経過によりその後の治療成績や予後が決定されます。夜勤帯には、患者が入眠しているのか、意識レベルが低下しているのか判断に迷うことがありますが、いつもより大きないびきと感じたなら、脳血管疾患を疑い、声をかけて状態を観察する必要があります。

　また、NPPVを使用している患者が、声かけで反応の乏しい場合は、高濃度酸素吸入によるCO_2ナルコーシスを疑うことも大事です。医師に相談し、血液ガス分析の評価、方針の確認が必要です。

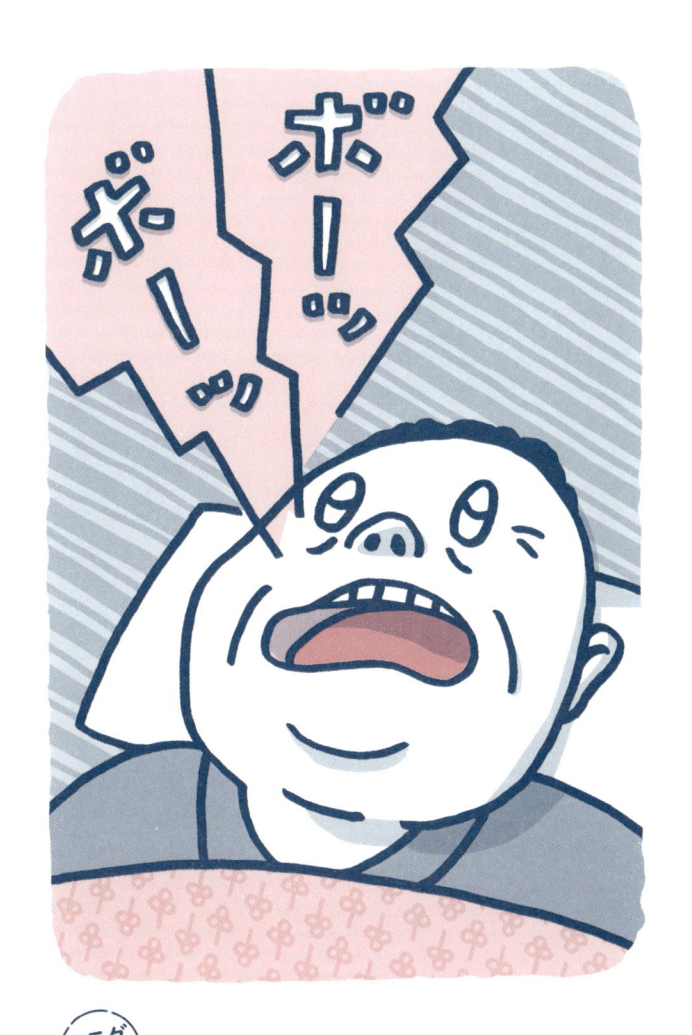

（フラグ格言）
突然のいびきや
いつもと違う大きいいびきは
意識レベル低下を疑え！

Case 10

分子標的治療薬の初回投与時に異変

　神経筋疾患の20代の患者。初回の分子標的治療薬の投与がなされその15分後、「ちょっと息がしにくいように感じます」とナースコールがあった。看護師が訪床すると、患者は顔が赤く、ぐったりとしていた。

　バイタルサイン測定中に「息が苦しい」と訴え、顔色が白くなり、冷汗、血圧低下、頻脈に加え、呼吸もヒューヒューと狭窄音が聞かれた。

　看護師は医師に報告し、RRSが要請され、緊急気管挿管となった。挿管した麻酔科医によると、強度の喉頭浮腫を認めており、インフュージョンリアクションによる症状だった。

フラグ考察

💡この事例のフラグは、『薬剤初回投与』『呼吸の違和感』でした。

　がんや神経筋疾患などへ用いる分子標的治療薬などアナフィラキシーショックを含むインフュージョンリアクションの副反応リスクが高い薬剤の投与時は、起こり得る症状を患者と医療チームで情報共有しておくことで、より早い対応が可能になります。

　また、モニタリングと救急カートの使用を想定した環境整備を徹底するとともに、症状出現時の対応フローをあらかじめ確認しておくことが重要です。

　緊急気道マネジメント（緊急気管挿管、緊急気管切開）に対応できる医師と事前に必要な物品、ルート、薬剤と手順を確認しておくとよいでしょう。

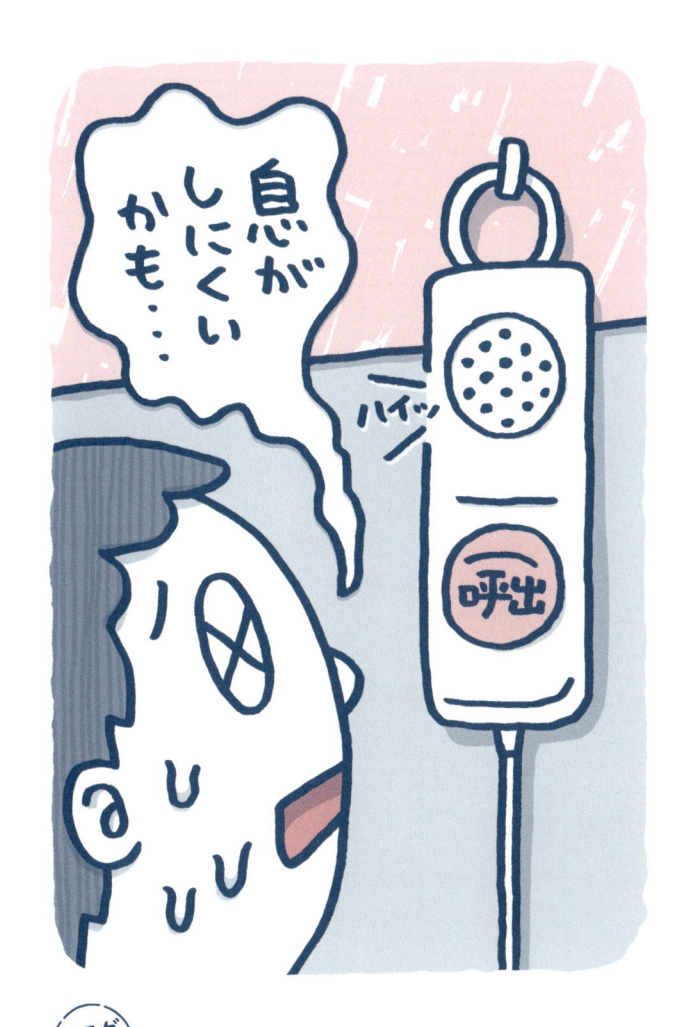

フラグ格言

薬剤投与時は、
アレルギー反応が出現することを
念頭に行動せよ！

Case 11

頭痛が続き数回の嘔吐がある

　めまいを主訴に救急受診後、小脳梗塞で入院している73歳の男性患者。入院4日目の夕方、「夕食は摂取したくない」と頭を押さえていた。排尿のため、看護師は車椅子でトイレ誘導したが、患者はトイレで吐き気を訴え数回嘔吐した。

　定期指示の制吐薬を使用して吐き気は落ち着いてきたが、頭痛は継続。その2時間後、夜勤の定時ラウンドに行った際、意識消失しているところを発見したため、RRSを要請したが、すぐに呼吸停止となった。

　心肺蘇生を開始し、バイタルサインが落ち着いたところで精査した結果、脳動脈瘤破裂と診断された。

フラグ考察

●この事例のフラグは、『頭痛』『吐気』『複数回の嘔吐』でした。
　頭痛と吐気は、くも膜下出血の典型的な症状であり、「数回の嘔吐」がある場合は慎重なアセスメントが必要です。
　嘔気・嘔吐の原因は多岐にわたりますが、急な発症時には身体所見を重視した評価が重要です。小脳梗塞で入院中でも、他疾患を見落とさないよう注意しましょう。脳動脈瘤の有無や血圧変動を確認し、未経験の激しい頭痛であれば緊急性が高いです。
　初回の嘔吐は脳動脈瘤破裂、意識消失は再破裂が原因である可能性があります。
　緊急性を察知し、安静確保と誤嚥防止に努め、医師へ報告することが重要です。

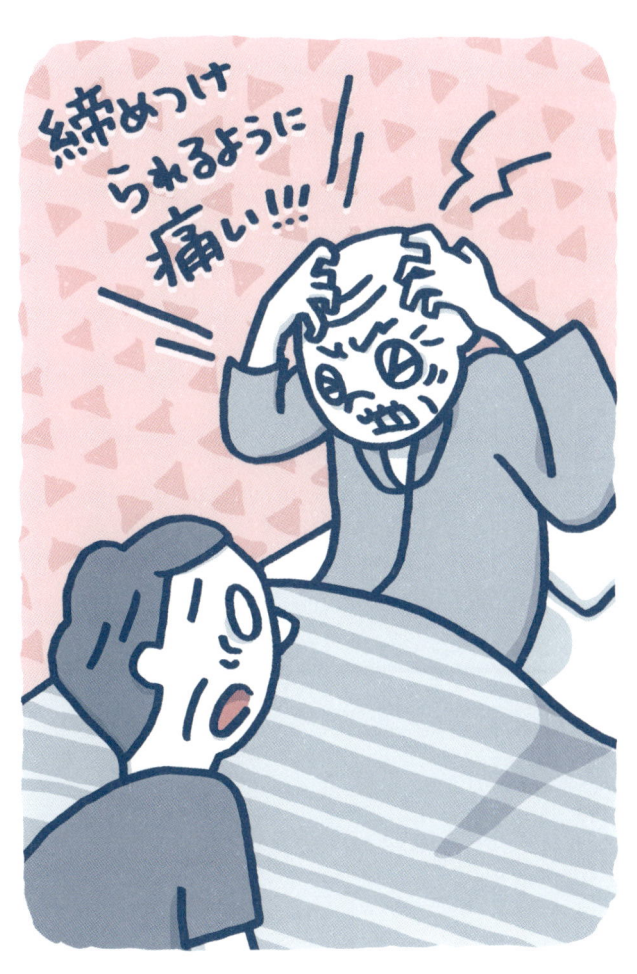

フラグ格言

入院中、
別の疾患を発症することもある。
現状起こっている原因を突き止めよ！

Case 12

感染による発熱に解熱鎮痛薬を投与

脳梗塞および肺炎で入院している90歳の男性患者。慢性心不全、誤嚥性肺炎、腎盂腎炎の既往あり。DNARが確認できている。

患者は「腰が痛い」「おしっこが近い」「寒い」と訴えており、血圧190/80mmHg、脈拍約140回/分、体温39℃でシバリングを来したため、酸素増量と保温に努めた。

医師の異常時指示に従い、看護師は解熱鎮痛薬（NSAIDs）を投与。1時間後に血圧50/30mmHg、脈拍約140回/分のショック状態となった。

輸液負荷およびカテコールアミン投与でも反応なく、まもなく心肺停止に至った。DNARであったことからご家族へ連絡し死亡確認となった。

フラグ考察

💡 この事例のフラグは、『発熱』『腰が痛い』『おしっこが近い』でした。

発熱するリスクはいくつもありますが、尿意と、腰の痛みを訴えていることから、腎盂腎炎の再発により敗血症となっており、解熱鎮痛薬による血液分布異常性ショックを来した事例です。

感染を契機とした発熱に対する解熱鎮痛薬、特にNSAIDsは治療薬ではなく対処薬であり、セットポイント低下による末梢血管拡張、血管内脱水、薬剤使用によるショック状態を招きやすくなります。NSAIDsの投与は十分な検討が必要です。

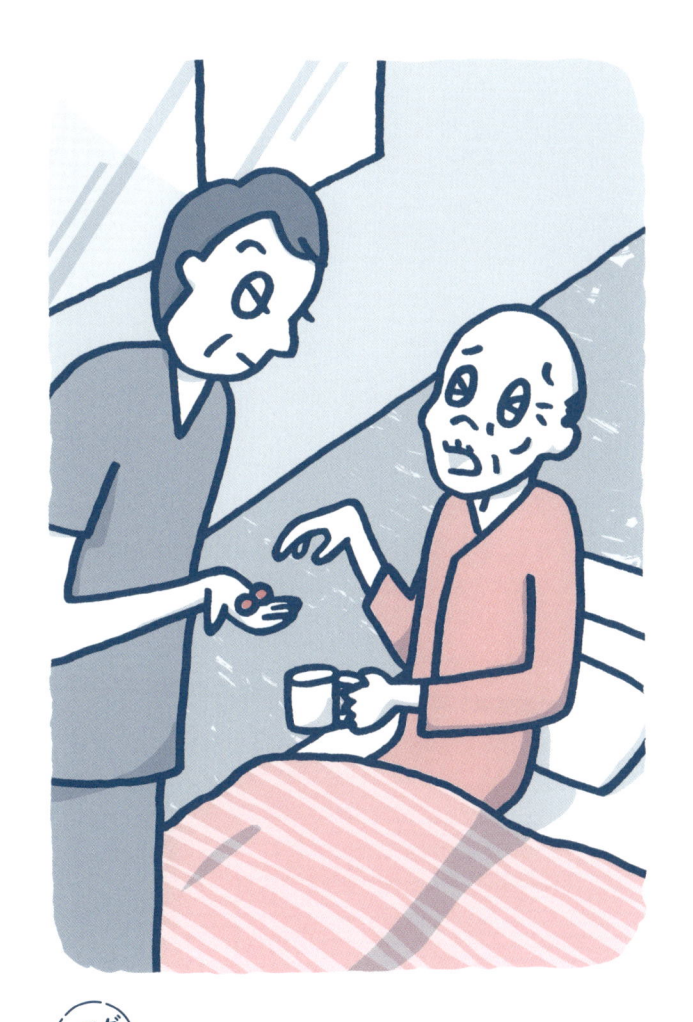

（フラグ格言）
解熱鎮痛薬使用時は
さまざまな病態への影響を及ぼす。
急変を常に頭に入れよ！

Case 13

口数が減り、そぐわない笑顔を見せる

　眼筋の筋力低下で入院し、重症筋無力症と診断された50代の患者。診断後は食欲が低下し、口数が減り、不眠が続いている様子だったが「大丈夫です」とリエゾンの介入も拒否した。薬物療法で症状は寛解し退院予定となった。

　退院前日、「妻は仕事が忙しいので呼ばないでほしい」との患者の希望で、医師から患者だけに今後の経過が説明された。看護師が確認すると「お話はよくわかりました。大丈夫です」と答えた。

　退院の朝、患者は笑顔で礼を述べて病棟を後にしたが、数時間後に墜落外傷で救急搬送され、緊急入院となった。後に、「迷惑をかけたくない」と妻へのメッセージが見つかった。

フラグ考察 🔍

● この事例のフラグは、『口数が減る』『誰にも頼らない』『笑顔』でした。

　意思の表出が少なくなることは、身体的な急変だけでなく、精神的な危機状態の前駆症状としても注意が必要です。

　進行性の疾患は、身体的な症状が寛解しても、予後への不安や精神的なダメージは消えないばかりか、高まる可能性さえあります。

　その人の人生における病の意味を捉え全人的にアセスメントする看護の視点が、患者が孤独に陥ることを防ぎ、助けや支えを求められるよう患者をエンパワーメントするケアの検討を可能にします。

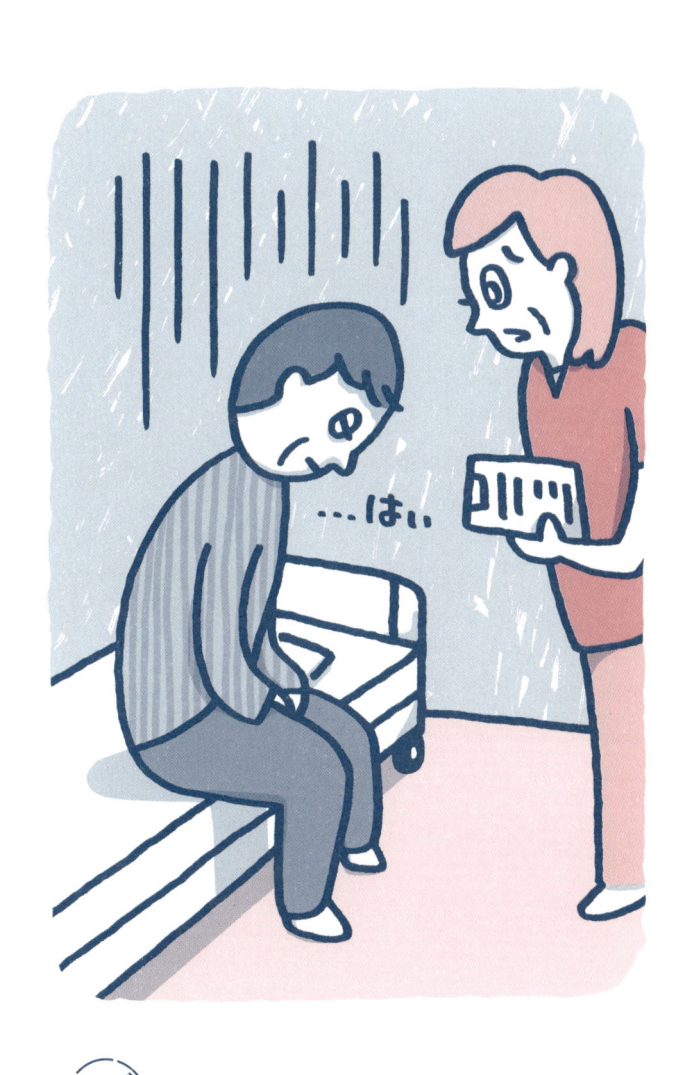

…はい

フラグ格言

「口数が減る」変化は
表出できないSOSと捉えよ！

Case 14

心疾患患者の腹痛、便意、冷汗

　78歳の男性患者。急性心筋梗塞の既往あり、慢性腎臓病で透析を受けていた。

　この日は37℃台の発熱があり、透析時は血圧低下を来して目標の除水量に到達できず帰室。その後、腹痛を訴え、便意を催してふらつきながらトイレへ歩いて向かった。このとき、シーツは汗でじっとりと濡れていた。

　しばらくして訪室すると、胸部を押さえて苦しんでいる状況であった。頻脈あり、12誘導心電図にて明らかなST変化と、血液検査採血後に心筋酵素の逸脱を認め、虚血性心疾患疑いで緊急心臓カテーテル検査となった。

フラグ考察

💡 **この事例のフラグは、『発熱』『腹痛』『冷汗』『ST上昇』でした。**

　「発熱」での不感蒸泄の増加や、炎症での血管透過性亢進による血管内脱水で血圧低下を来し、透析除水できなかったと考えられます。

　ショック状態の患者は便意や腹痛を催しやすく、腸循環、直腸内圧、骨盤神経などにも影響すると言われます。

　汗も「発汗」と「冷汗」の捉え方で重症度は大きく変わります。暑くないのに全身にじっとりと汗をかいているのは、冷汗でプレショック～ショックの特徴的な症状です。

　上記サイン時には、プレショック状態になっている可能性を踏まえ、トイレに行くのではなく、安全を確保したうえで排泄介助が必要になります。

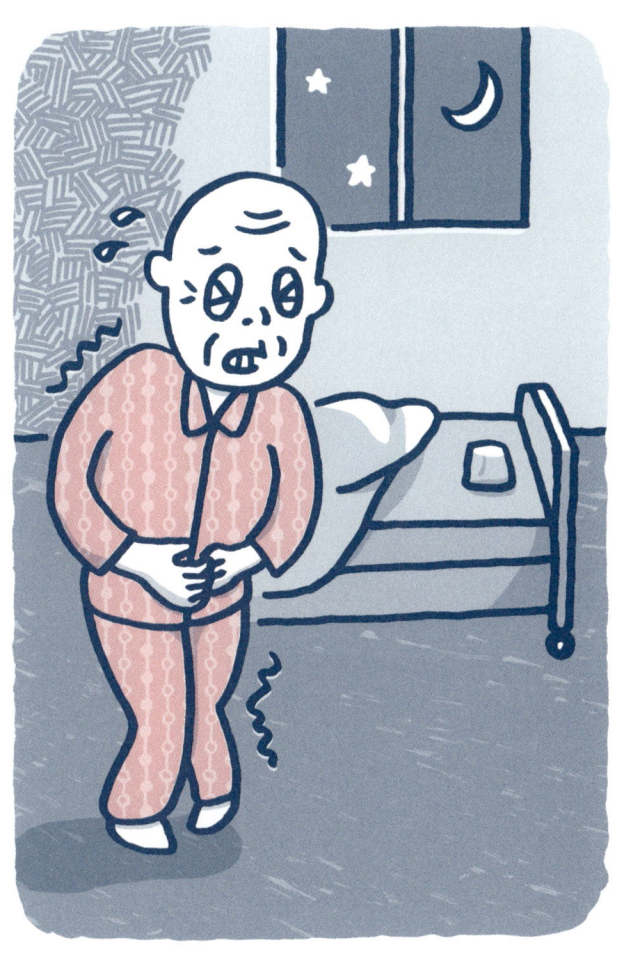

フラグ格言

「急な便意」「腹痛」「冷汗」は
強い急変フラグと捉えよ！

Case 15

治療による出血リスクのある患者

　50代の女性患者。自宅で呂律障害と右半身の脱力が見られ救急搬送。MRIで脳梗塞の所見が認められ、直ちにtPA療法が行われた。NCU入室時には呂律障害、右半身麻痺は改善傾向であった。

　NCU入室後、動脈圧波形に「なまり」が認められ、左橈骨動脈挿入部を確認すると5×5cmの皮下血腫が形成されていたため、動脈ラインを抜去して圧迫止血を行った。患者は疼痛の自覚はなく布団の中であったため、発見が遅れていた場合、血流障害や出血性ショックにつながりかねなかった。

フラグ考察🔍

💡**この事例のフラグは、『動脈圧波形』『動脈圧波形のなまり』『tPA療法』でした。**

　tPA製剤の静脈注射による血栓溶解療法は、発症早期の脳梗塞に対して有効であり、多くのケースで実施されています。一方で、その強力な血栓溶解作用により出血のリスクも高くなります。

　この事例のように、血管内に挿入されているデバイス周囲からの出血、特に動脈に挿入されている圧ラインやシース、デバイスの径が太い場合は、短時間で出血量が多くなり出血性ショックを引き起こし、生命に影響を及ぼす可能性があります。

　tPA療法は非常に優れた治療法ですが、出血のリスクも高いということをしっかりと認識し、細やかな観察・評価をしていきましょう。

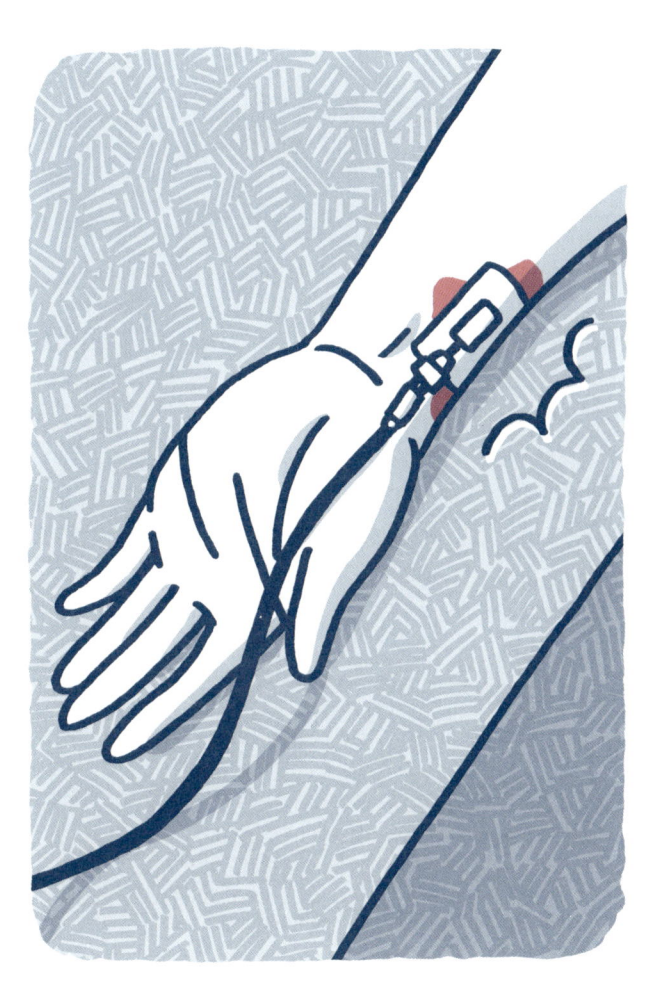

フラグ格言

出血リスクを及ぼす治療・検査は
急変リスクとして備えよ！

Case 16

透析治療中に意識消失

　慢性腎不全で維持透析歴が長く、誤嚥性肺炎で入院中の60代の患者。ベッド上で体位を整えていたところ、勢い余ってベッド柵に頭をぶつけた。直ちに頭部を確認すると、軽度発赤と擦過傷のみが見られ、患者は「大丈夫、大丈夫」と笑っていたため、看護記録に記載し申し送りした。

　次の勤務の看護師は打撲部位の変化がないことを確認し、患者からも異常は聞かれなかった。その日の午前中、透析室で定期の血液浄化を開始後、患者はいつも通り閉眼していたが、突然、心電図モニタ上PEA*となり、心停止に至った。急性硬膜下血腫が原因だった。

フラグ考察🔍

💡**この事例のフラグは、『透析患者』『頭部打撲』でした。**

　透析患者は血管が脆弱であり、抗凝固薬の投与で出血が助長されることもあり、大きな外傷でなくても急性硬膜下血腫に至るリスクがあります。

　また、透析中は安静臥床であり、症状の出現に気づきにくいため、軽微でも打撲イベントの共有は重要です。

　患者と透析室のスタッフを含めた医療チームで普段の状況とイベントの情報を共有し、患者にも普段と違う感覚があれば訴えるように伝えておきます。変化を予測し急変に備えることで、イベント発生時の対応がよりスムーズになります。

＊PEA：無脈性電気活動

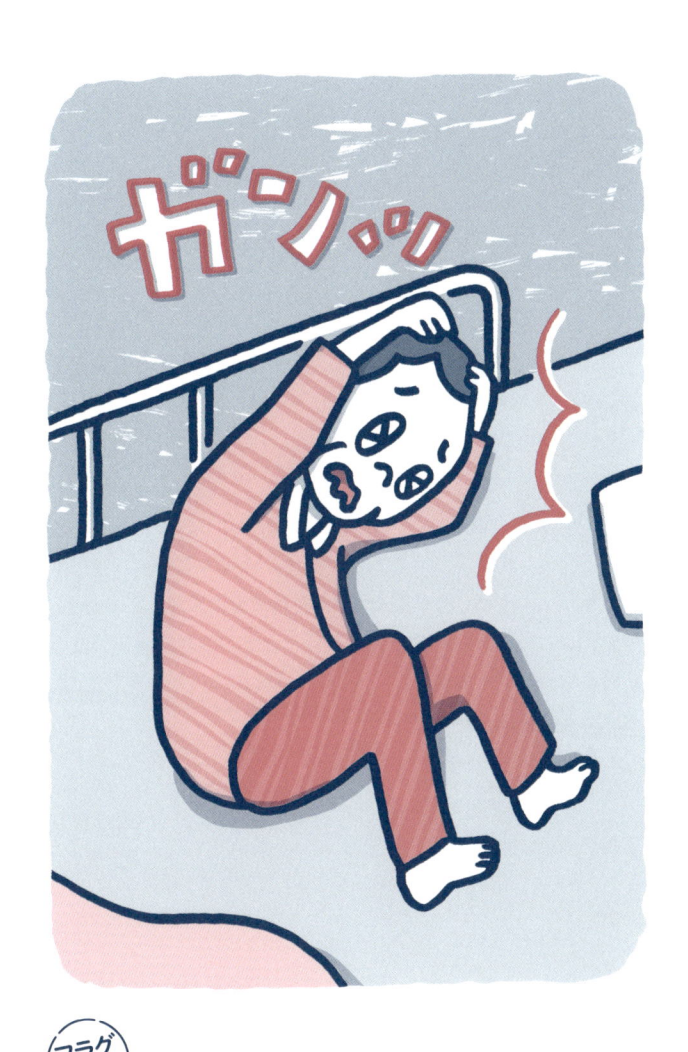

フラグ
格言透析患者の血管の脆弱性と
透析の抗凝固薬は
出血を助長させる！

意識状態の変化
に伴う急変

治療経過中
の急変

術後経過中
の急変

ケア・処置中
の急変

移動・搬送中
の急変

Case 17

激しい腹痛と血圧低下

心不全、認知症の既往があり、慢性腎臓病で透析導入中の90歳女性患者。誤嚥性肺炎を発症。透析中に発熱と頻脈を認め、激しい腹痛と血圧低下で除水困難のため透析中止し、補液にて経過観察となった。

夜間に突然、酸素カニューレやモニタ類を外し、服を脱いで点滴自己抜去。チアノーゼと腹痛があり、「トイレに行く」とベッドから降りていた。せん妄と考え、向精神薬を投与した数分後、心肺停止となった。心肺蘇生法を行ったが心拍再開せず、死亡確認となった。その後、Ai*にて、非閉塞性腸間膜虚血症(NOMI)と診断された。

フラッグ考察

● この事例のフラグは、「激しい腹痛」「血圧低下」「発熱」でした。「激しい腹痛」「血圧低下」は、大血管疾患やNOMIなどが考えられるため、速やかに治療を開始する病状です。血圧低下の原因としてはNOMIによる炎症性サイトカインが考えられます。また、血圧低値時に、向精神薬の投与は、副交感神経優位や、末梢血管抵抗を低下させることでさらに血圧低下を来し、最悪の場合、心停止を引き起こします。

NOMIは、急激な発症で進行も速く、死亡率も高い病態ですが、異常の早期発見ができれば緩和ケアにつなげることは可能です。透析終了後、病室へ戻った時点での確かなフィジカルアセスメントができていれば、症状に気づけた可能性があります。

*Ai：オートプシー・イメージング、死亡時画像診断

070

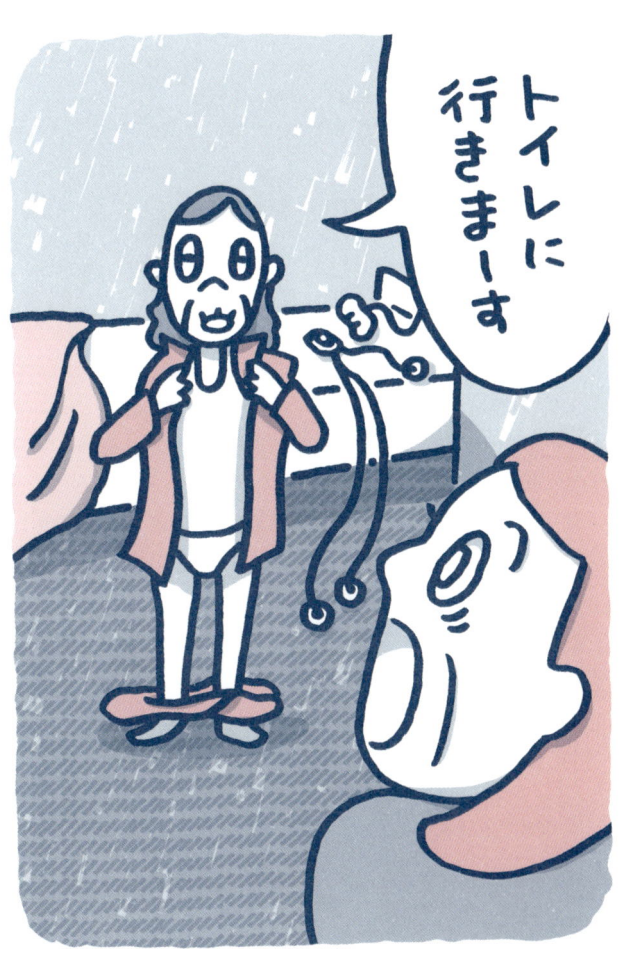

 急激で持続する腹痛は重篤な疾患を疑う。血圧変化を見逃すな！

意識状態の変化
に伴う急変　治療経過中
の急変　術後経過中
の急変　ケア・処置中
の急変　移動・搬送中
の急変

Case 18

繰り返す発熱へ
解熱鎮痛薬投与

　イレウスで入院し、絶飲食で経過を見ていた79歳の男性患者。入院後の夜に38℃の発熱と嘔吐が見られた。アセトアミノフェン1000mgを投与したところ解熱し、経過観察となっていた。

　胸部X線撮影で誤嚥性肺炎の所見があったため、経鼻胃管の挿入となり、抗菌薬の投与が開始された。

　その後、シバリングと発熱を繰り返したため、さらにアセトアミノフェンで対応していた。

　入院2日目の夜、39.2℃の発熱と痰絡みが生じ、発熱に対してアセトアミノフェン1000mgを静注したところ意識レベルが低下。コードブルーを要請した。

フラグ考察

💡この事例のフラグは、『発熱』『解熱鎮痛薬』『誤嚥性肺炎』でした。

　アセトアミノフェンの投与により循環不全を助長する可能性があることを考慮しなければなりません。アセトアミノフェンは、視床下部の体温調節中枢に作用し皮膚の血管を拡張させることで解熱を促します。

　患者は高齢でイレウスの治療のため絶食中であり、さらに誤嚥性肺炎の合併が身体への侵襲となっていました。発熱により酸素消費量が増加し、体力の消耗を招くため、解熱の必要性を慎重に判断する必要があります。患者の全身状態を十分に評価したうえで、解熱鎮痛薬を検討しましょう。

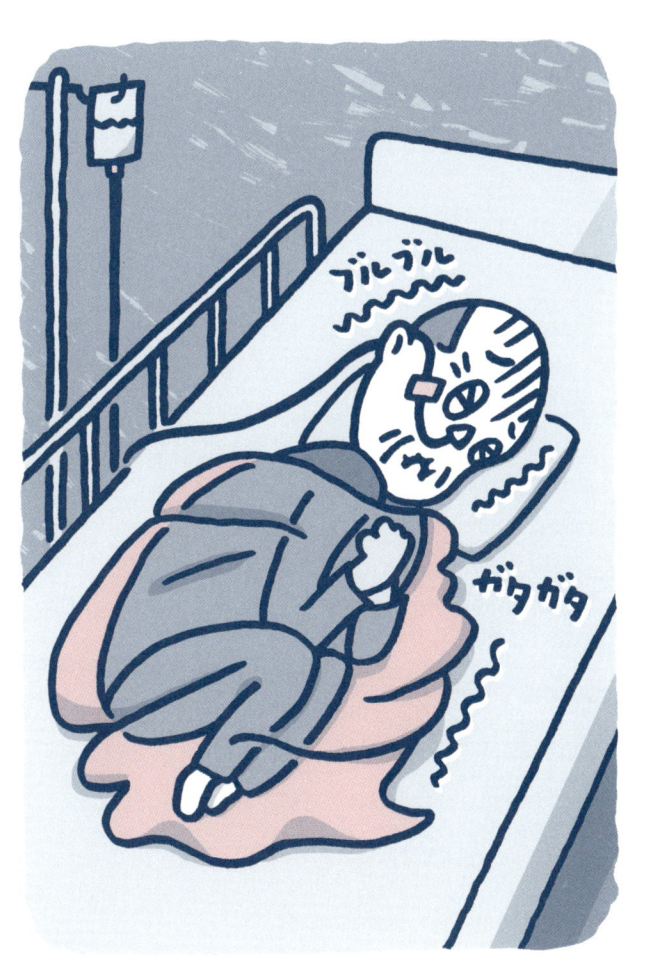

フラグ格言

繰り返す発熱への解熱鎮痛薬投与は
投与の数だけ急変リスクと考えよ！

Case 19

鮮血（吐血・下血）が見られた

　内視鏡的粘膜下層剥離術目的で入院となった83歳の男性患者。術後合併症として穿孔が生じたが、止血術を受けて順調に経過し、食事も開始してほぼ全量摂取していた。

　2日後に退院を控えた夜に、患者は腹痛とともに鮮血吐血した。冷汗もあり、顔面蒼白となった。四肢は冷たく収縮期血圧60mmHgであり、橈骨動脈は触れなかった。

　看護師はRRSを要請し、血管確保して輸血をしながら内視鏡で止血術を施すために内視鏡室へ移動した。

フラグ考察

💡**この事例のフラグは、『内視鏡治療後』『吐血』でした。**

　内視鏡手術時に止血術を行った後でも再出血のリスクは残ります。胃内は視認できないため、身体症状からの慎重な観察が重要です。

　結膜貧血や顔色の変化など、貧血の徴候を十分に確認します。特に食事が開始されると、消化管への刺激が加わるため、食後の変化も注意深く観察する必要があります。出血性ショックを伴っているため、加温したリンゲル液を投与します。

　また、吐血は誤嚥のリスクを高めるため顔を横に向け、嘔吐しやすく飲み込みにくい姿勢を取らせることが重要です。出血部位を確実に止血し、目視で確認できるまでは出血性ショックが進行するため、循環血液量を維持しつつ全身状態を細かく観察することが求められます。

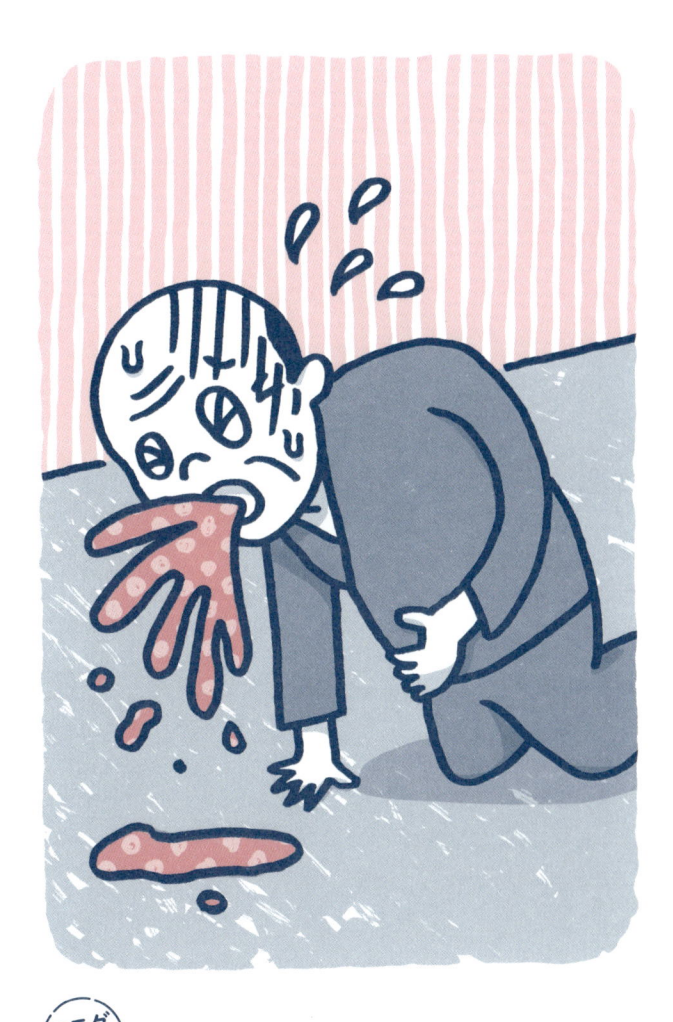

（フラグ格言）

「鮮血」は、
今、まさに出血が起こっている
事態と捉えて動け！

Case 20

原因のはっきり
しない痛みが続いている

　認知症はなく、ADLが自立している90歳の女性患者。もともと腹部大動脈瘤があり、高齢のため保存的に通院で経過を見ていた。

　調剤薬局まで長く歩いた後に左下背部痛が生じたため、救急外来を受診した。X線撮影では明らかな骨折を確認できなかったためCT検査をしたところ、左恥骨と仙骨の骨折が認められ、脆弱性骨盤骨折と診断された。

　患者は自宅安静を指示され、自宅へ帰宅した。帰宅後2時間、部屋で倒れている患者を家族が発見して救急要請。心肺停止で心肺蘇生法を受けながら救急搬送されたが死亡した。死因は腹部大動脈瘤破裂であった。

┌─ フ ラ グ 考 察 ─🔍─

💡この事例のフラグは、『腹部大動脈瘤』『左下背部痛』『脆弱性骨盤骨折』でした。

　もともと腹部大動脈瘤がある患者で、いつ破裂してもおかしくない状況でした。左下背部痛について、圧痛があるのか、左恥骨と仙骨の骨折による痛みなのかをきちんと評価する必要がありました。

　患者の訴えに耳を傾けて問診することは大切ですが、「長く歩いてから左下背部痛が生じた」という主張が実際の身体症状と合致するかをきちんとアセスメントする必要があります。また、普段の血圧との変化や変動についても注意深く観察することで、気づきにつながります。

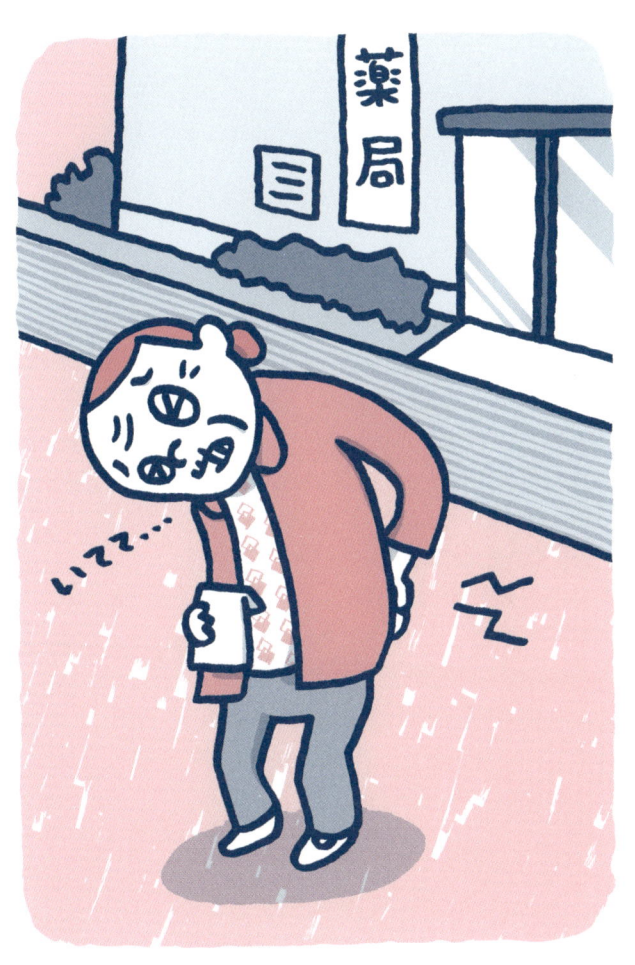

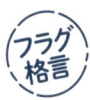 フラグ格言

「痛みの理由がはっきりしない」は、
爆弾を抱えたサインと疑え！

Case 21

他院からの転院、院内での転棟後

　病棟看護師から急性期の看護師へ、「呼吸状態が悪い患者さんがいる」という連絡があった。患者は胸水の治療目的で、本日転院してきた70代の男性。

　前医にて、胸腔穿刺で胸水排出し、現在は高流量酸素投与で経過観察中であったが、著明な努力呼吸と冷汗があり、重症呼吸不全の状態であった。

　急性期の看護師は、急変のリスクを医師に伝えたところ、医師はCT検査を検討していることが判明したため、急変時対応のバックアップとして、RRS要請を医師に提案した。RRS担当医も同行してCT検査を行った結果、気胸による呼吸不全であることが判明し、直ちに胸腔ドレーン挿入となった。その後、患者の呼吸状態は安定し、一般病棟での治療継続となった。

フラグ考察

💡 この事例のフラグは、『転院患者』『胸腔穿刺』『重度の呼吸不全』でした。

　病棟看護師の懸念から、急性期の看護師と連携し適切に対応できた一例です。事例の経過として、前医での胸腔穿刺が原因となった可能性のある気胸ですが、多くの看護師は自身が直接かかわっていないイベントを忘れてしまうピットフォールに陥ることがあります。

　特に、他院からの転院、院内の転棟、週末を挟んだ後の状態変化などは、それ以前のイベントを再度確認することが重要です。

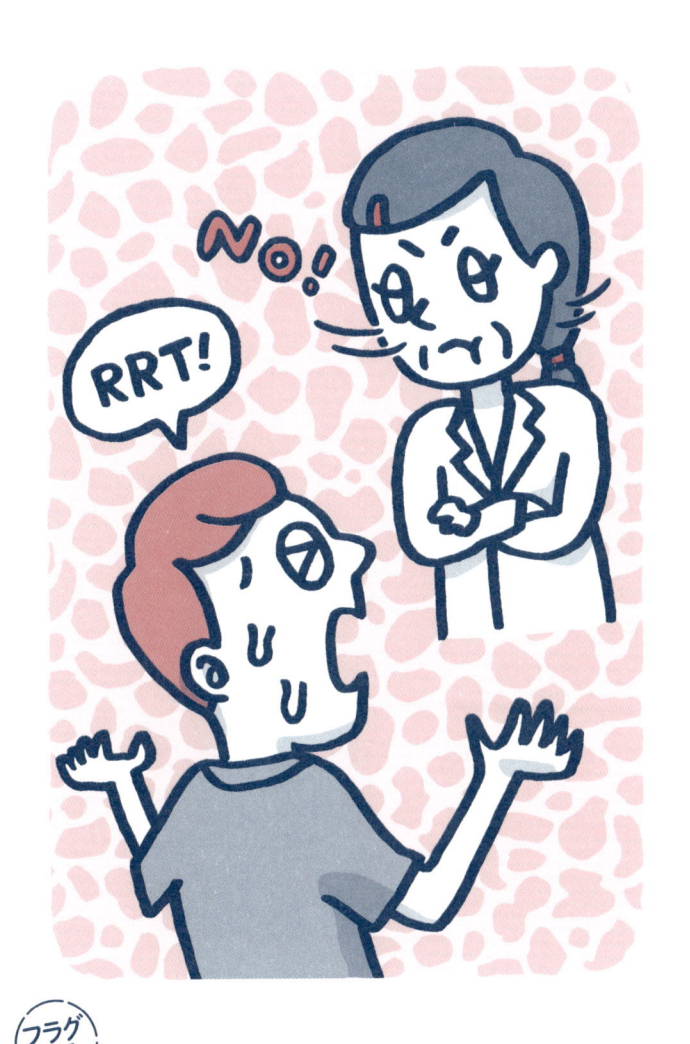

意識状態の変化
に伴う急変　｜　治療経過中
の急変　｜　術後経過中
の急変　｜　ケア・処置中
の急変　｜　移動・搬送中
の急変

Case 22

感染症の原疾患が増悪し状態が不安定

　ウイルス感染症に対する造血幹細胞移植目的で入院中の40代男性。白血球数は100μ/Lで、前日には血圧低下もあったため、ドレーン類を入れ替え、現在は昇圧薬を使用することなく血圧維持できていた。

　主科のカンファレンスでは、原疾患の増悪に対し、治療を早めるとのことであったが、それでもなお急変の可能性が高いため、RRSチームと情報共有しショック徴候があればRRSを起動することを確認した。

　リソースナース*が連日経過フォローしていたところ、意識障害や酸素需要の増加が見られたためRRS要請し、早期にICUで治療が開始された。

フラグ考察

💡この事例のフラグは、『急変の可能性』『RRSとの情報共有』『リソースナース活用』でした。

　早期から重症化の危険性を察知し、医療チームとしてフォローできた事例です。ドレーンなどの感染源は、交換により感染をコントロールできる場合がありますが、この事例は極度の易感染状態で、より重症化リスクが高かったと言えます。

　日々の観察の中で、その日の見た目の様子だけでなく、血液データや酸素流量などの経時的変化を含め、患者の状態がどう変化しているのか的確に把握しておく重要性を教えてくれる事例でした。

＊リソースナース：ある特定の看護分野において熟練した知識とスキルを持ち、職場全体の看護ケアの質向上に貢献できる看護師のこと

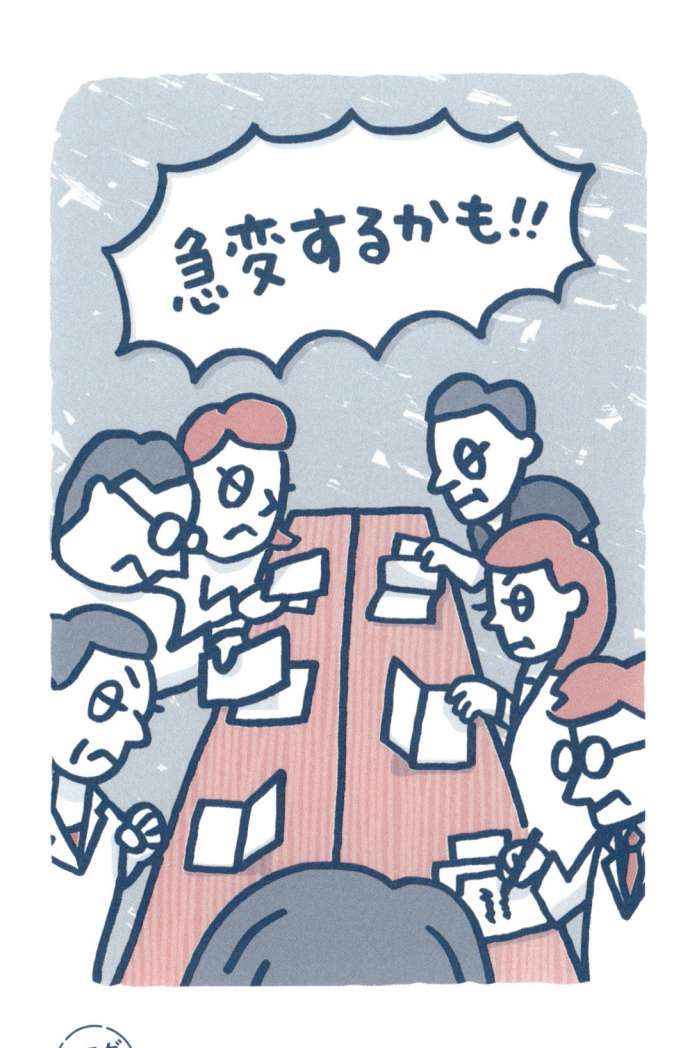

フラグ格言

易感染状態の患者は
容易に敗血症に陥り急変する。
事前のリスク管理と体制を調整せよ！

意識状態の変化
に伴う急変　治療経過中
の急変　術後経過中
の急変　ケア・処置中
の急変　移動・搬送中
の急変

Case 23

体動の激しい患者のモニタからアラーム音

　80歳の男性患者。心不全による肺水腫で人工呼吸器を装着中。体動が激しく挿管チューブを自己抜去する恐れがあったため、安全帯を使用し、鎮静薬が投与された。

　それでも苦痛が強い様子だったため、鎮静薬を増量し、さらに鎮痛薬が投与された。

　ところがその直後、人工呼吸器の低圧アラームが鳴り、気道内圧が「0」と表示されていた。また、SpO2が低下しており、チアノーゼも出現。気管チューブの固定は外れていなかったが、チューブの先端が口腔内にまで上がってきていた。

フラグ考察🔍

　💡この事例のフラグは、『激しい体動』『自己抜去リスク』『低圧アラーム』でした。

　人工呼吸器装着中の患者は、さまざまな身体的・精神的ストレスに晒されています。また、呼吸困難や低酸素血症などが相まって、せん妄リスクが非常に高くなります。身体的・精神的・環境的不快感を軽減することが危機回避のために重要です。特に痛みは、積極的に除去しましょう。

　また、気管チューブは首の回旋・伸展などでも挿入位置がずれ、最悪の場合、抜去される可能性があります。首の固定は非常に難しいため、体動が激しい場合は医師と鎮静薬の投与量を検討し、適切な鎮静深度でコントロールします。

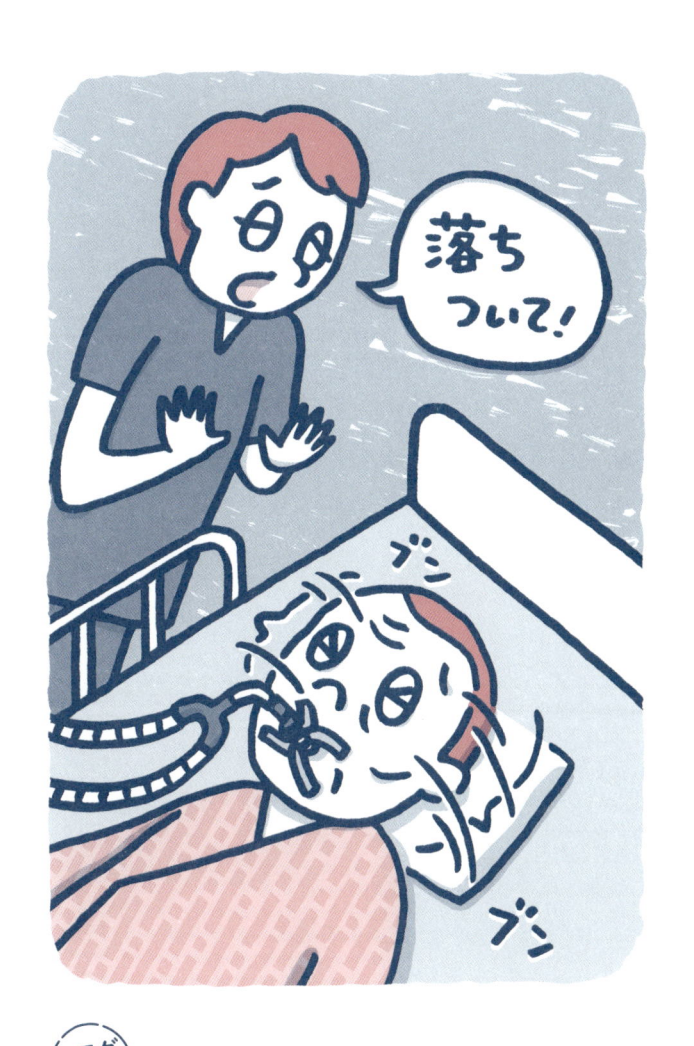

フラグ格言

「あり得ない」と思える
モニタ数値を見たら
病態悪化以外の可能性も同時に探れ！

意識状態の変化
に伴う急変　治療経過中
の急変　術後経過中
の急変　ケア・処置中
の急変　移動・搬送中
の急変

Case 24

透析治療中の
外痔核からの出血

　80歳の女性患者。慢性腎臓病により定期的に透析を受けているが、外痔核があり透析後に外痔核からの出血が止まらず、外来で縫合処置を受けてから一般病棟に入院した。

　翌朝、患者が便意を訴えたので床上排泄を促したものの、「ベッドの上でトイレなんてできないわ。汚れたら迷惑もかかるでしょ。座らないと出ないわよ！」と拒否された。

　その後、ポータブルトイレで排便時に意識消失している状態で発見された。確認したところ、ポータブルトイレ内に約1000mLの下血があり、循環血液量減少性ショックを来したと考えられた。

　ベッドに寝かせ、輸液負荷や縫合処置を行ったところ止血でき、その後血圧は正常値まで上昇し全身状態も安定経過した。

フラグ考察

💡 この事例のフラグは、『透析』『外痔核出血処置後』『排便』でした。

　透析患者や心疾患患者は、抗凝固療法により止血に難渋することが多くなります。特に、痔核が生じている肛門周辺には血管が集まっており、トイレでの怒責や腹圧のかかる体位は、出血を助長しやすい状況です。

　この場合、緩下薬の内服にて排泄コントロールを図るとともに、ポータブルトイレで排泄することのリスクを説明し、納得してもらったうえで床上排泄を促すべきだったでしょう。

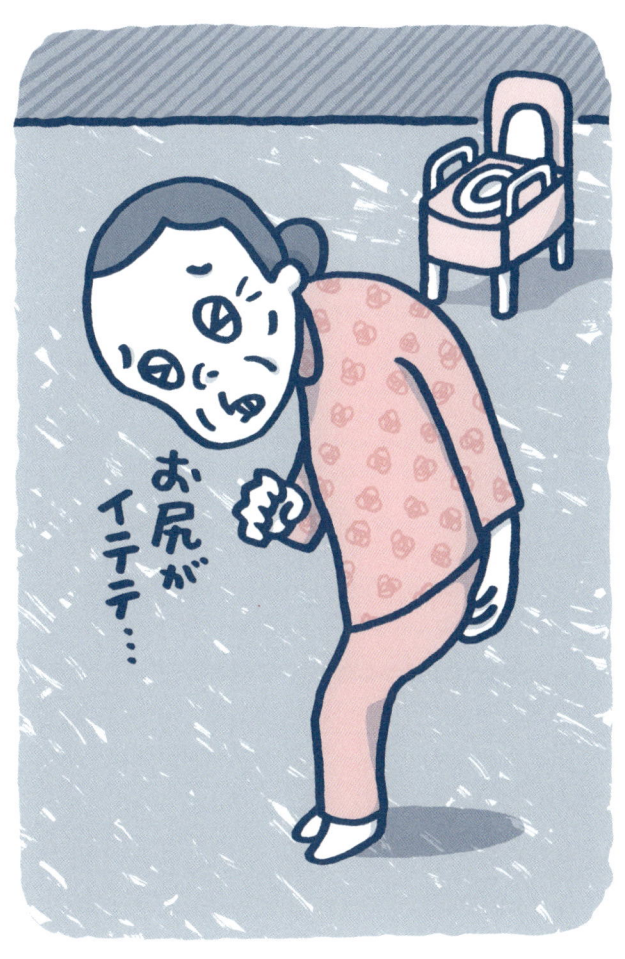

フラグ格言

透析治療を実施している患者では
"出血"を軽く扱うな！

意識状態の変化
に伴う急変

治療経過中
の急変

術後経過中
の急変

ケア・処置中
の急変

移動・搬送中
の急変

Case 25

咳嗽時にドレーンからの排液量増加

急性心筋梗塞によって心原性ショックに陥り、治療のためECMO装着中の患者。血胸も併発しており、胸腔ドレーンを挿入していたが、早朝からSpO2と血圧の低下を認めた。

看護師は、敗血症による血液分布異常性ショックを疑っていたが、右肺へのエア入りが低下していることに気づいた。さらに観察を重ねたところ、咳嗽時に胸腔ドレーンの排液量が増加することにも気づいた。

すぐに、医師へ状態報告し、胸腔のドレナージが不十分であり心外閉塞性ショックを起こしていることが判明した。ドレナージを追加したところ循環動態が安定した。

フ ラ グ 考 察

● この事例のフラグは、『呼吸状態悪化』『血圧低下』『ドレーンの排液量の変化』でした。

酸素化の低下および血圧低下という敗血症の典型的な症状でしたが、呼吸音の減弱と咳嗽時の排液増加という現象を把握したこと、それを医師に的確に伝えたことで正確な診断に至り、ドレナージを追加したことで患者を救うことができました。

ショック状態が想定される典型的な症状だけにとらわれず、患者の全身像をくまなく観察し、異常に気づいたことがポイントとなった事例でした。

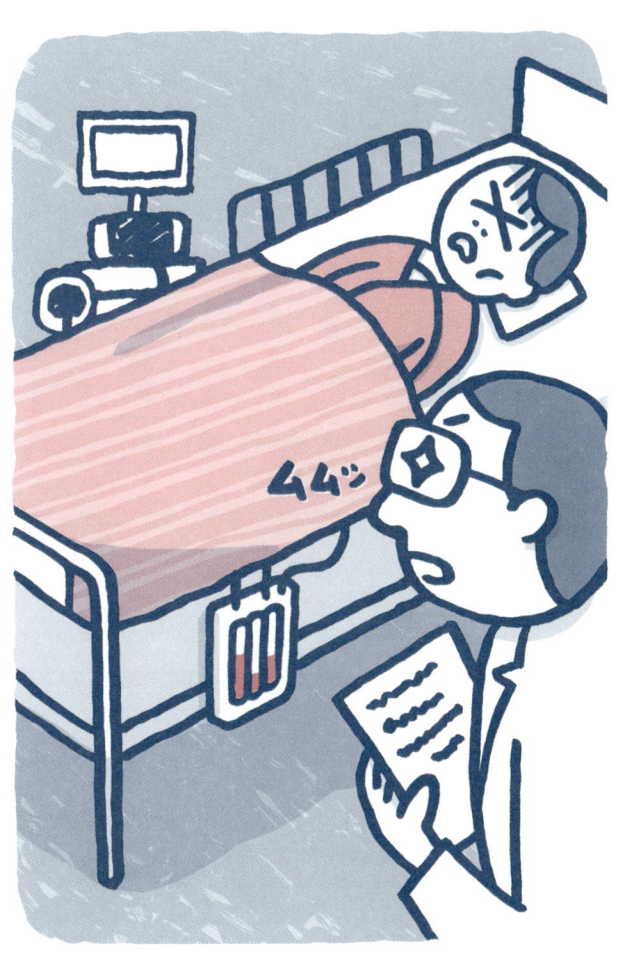

フラグ格言

ドレーン排液はわかりやすいフラグ。
色や性状に加え量の異変も見抜け！

Case 26

口唇が蒼白で呼吸が速い・浅い

　急性心不全（CS1）で降圧薬を持続投与されていた80代女性。NEWS5点以上の敗血症中リスクであった[*]。

　硝酸イソソルビドが持続投与されており、血圧はコントロールされていたが、呼吸が浅く促迫していた。

　口唇が蒼白気味であることや、呼吸が速めであることは気にはなったが、血圧値に問題なく安静も保持できているため、病棟スタッフへの注意喚起やラウンド対象者としてのリストアップには至らなかった。しかし、2時間後、呼吸状態の悪化とせん妄症状を呈し、降圧薬のラインを自己抜去するなど大暴れとなった。

フラグ考察

💡この事例のフラグは、『心不全』『呼吸速め』『口唇色不良』でした。

　CS 1の急性心不全は、びまん性肺水腫を主病態として発症し、血圧をコントロールしていてもアフターロードミスマッチ[**]から呼吸状態の悪化をもたらします。

　この事例では、呼吸回数が多めであることに気づいていましたが、著明な変化とは捉えず見逃したことが、病状の急変を招いたと考えられます。CS 1と診断されていた場合、呼吸状態の変化は見過ごすことなく対応すべきでした。

[*]NEWS：National Early Warning Score。バイタルサインから合計点を算出（0〜20点）。高得点ほど急変リスクが高い。5点は中リスクとなる。
[**]アフターロードミスマッチ：心臓から血液を送り出す際の末梢血管抵抗である後負荷が適切でない状態。

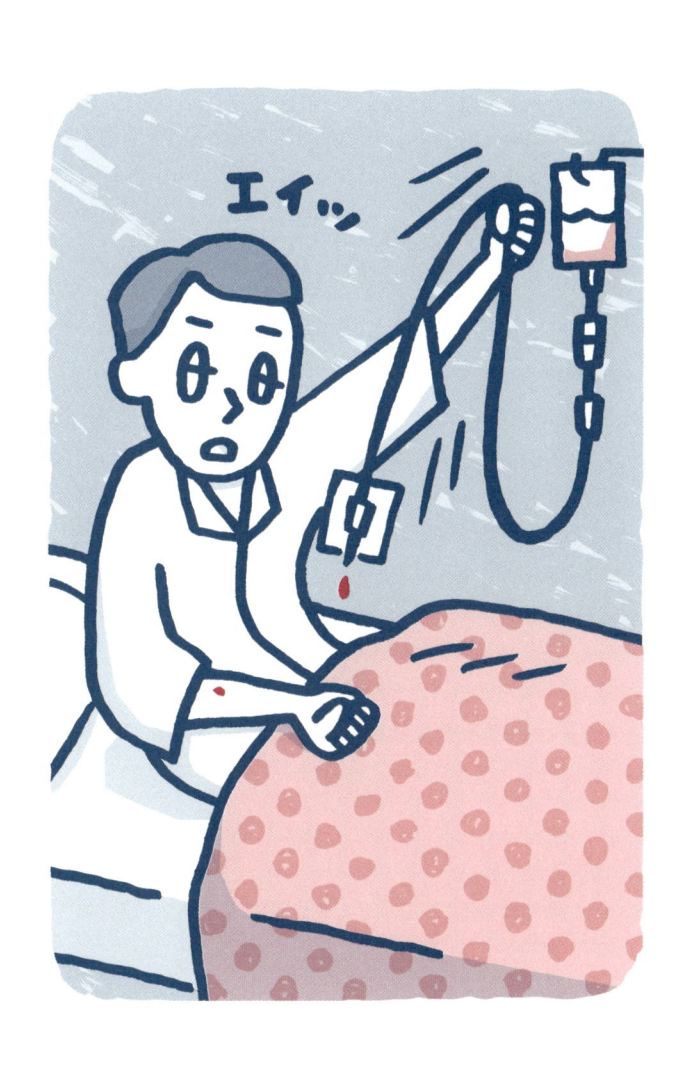

フラグ
格言

**頻呼吸は
あらゆる状態の増悪を疑え！**

Case 27

高齢者への 解熱鎮痛薬投与

腰椎圧迫骨折で体動困難もあり、経過観察目的で入院となった88歳の女性患者。入院時より腰痛が強く鎮痛薬を使用しており、2時15分に解熱鎮痛薬の坐剤25mgを挿入し疼痛が軽減していた。

5時40分、おむつ交換のために看護師が訪室。患者は排尿なく膀胱充満していたため導尿したところ、200mLの排尿があった。その頃から、呼吸促迫、チアノーゼが出現し「息できない。苦しい」と訴えがあり、酸素マスクにて5L投与開始。モニタは心房細動の波形が認められた。

ドクターコール中に意識消失し、心拍数60回/分程度へ低下、呼吸停止となり心肺蘇生を開始した。

フラグ考察

💡 **この事例のフラグは、『解熱鎮痛薬』『高齢者』でした。**

　高齢者にNSAIDsを使用すると、血圧低下など身体への影響が強く出るリスクが高いとされています。88歳と高齢であり、腰痛に対しての疼痛緩和は大切なケアですが、夜間に除痛が必要な状態の腰痛であったか、薬剤の使用頻度や使用間隔を考慮し必要性を慎重に判断することが大切です。

　また、入院前は体動困難の状態が続いていたため、食事や水分摂取も少なかった可能性があります。身体の余力が低下しているところに解熱鎮痛薬を使用すると循環不全を助長する危険性があります。

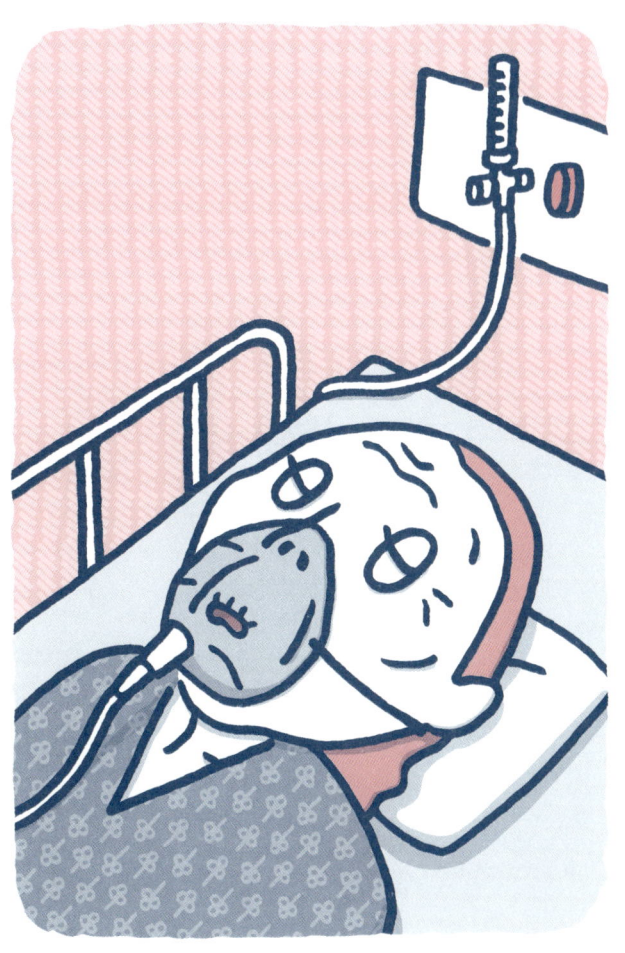

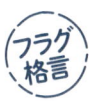
フラグ格言

高齢者への解熱鎮痛薬投与を
安易に行わない。慎重に対応せよ！

Case 28

「急変しそう」と気づいた後の一手

　病院スタッフが少なくなる年始の深夜。夜勤看護師は、頻呼吸アラームが鳴っていることに気づいた。カルテを確認すると、採血にて炎症が上昇傾向となっていることがわかった。

　訪床し観察すると、呼吸が荒く、意識も若干もうろうとしている状態であった。急変リスクが高いと考え、RRS担当医に相談したが、主治医から依頼が必要との返答であった。

　そこで、夜勤帯のリソースナースに連絡し、重症化スコアが高いことが確認され、改めてRRS要請に至った。このときの患者状態は、初めて確認したときより悪化していた。

🔍 フラグ考察

💡この事例のフラグは、『頻呼吸』『炎症上昇』『重症化スコア』でした。

　ギリギリのタイミングで看護師が患者の異変に気づき、対応できた事例ですが、もう少し遅かったら最悪の経過をたどっていたかもしれません。RRS担当医は病棟に赴いて患者を自ら確認し、RRSを起動するなど次の一手が必要だったでしょう。

　主治医や当直医は、夜間に他科の医師に依頼することについて、心理的に躊躇することがあります。それでも、患者のそばで状態をよく観察しているのは看護師であり、リソースナースの活用などさまざまな方法で患者の安全を守りましょう。

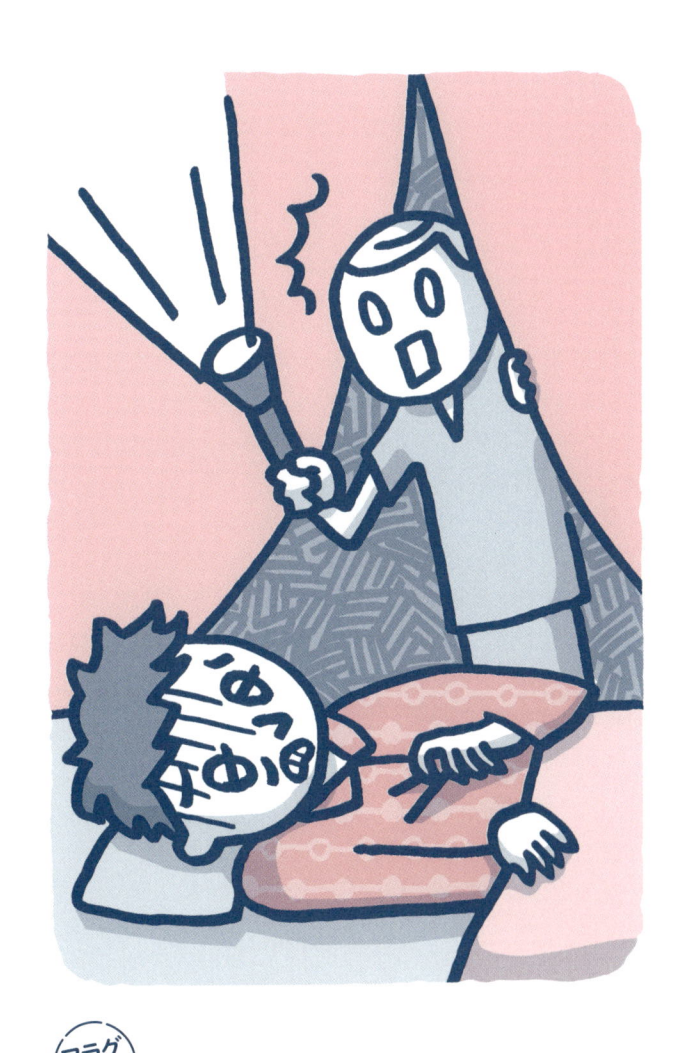

フラグ格言

患者に一番近い
看護師の直感は当たりやすい。
あらゆる手段で患者を守れ！

Case 29

上気道狭窄音とともに努力様呼吸がある

　心不全、誤嚥性肺炎で入院している86歳の男性患者。COVID-19感染で隔離対応となった。気道分泌物が多く、自己排痰困難。酸素２Lのマスク投与でSpO$_2$高値を保持できているが、上気道狭窄音と努力様呼吸が持続していた。

　看護師の訪室時、患者の口腔内汚染度が高く、多くの分泌物が貯留していたため口腔ケアを実施した。

　その数分後、心電図モニタで心拍数約30回/分の徐脈、PEA、心肺停止に陥った。すぐに心肺蘇生により心拍再開でき、口腔内を観察したところ、窒息を招くには十分な分泌物の塊が咽頭部より回収された。

フラグ考察

●この事例のフラグは、『気道分泌物』『自己喀痰困難』『口腔ケア』でした。

　咽頭部に貯留した分泌物が塊となって、口腔ケアを行ったことを契機に気道へ落ち込み、窒息を招いた事例でした。

　気道分泌物による閉塞は、粘稠度の高い痰だけでなく、口腔ケアで湿度を持った痰も原因となりやすいため、口腔ケアの後はしっかりと口腔内の観察を行うことが必要です。

　また、上気道狭窄音と努力様呼吸は、閉塞の重要な指標となります。前傾側臥位を促して気道確保と誤嚥の改善を試み、口腔ケア実施後には咽頭ケアとして咽頭内の吸引で軟らかくなった分泌物の塊を回収することも適切です。

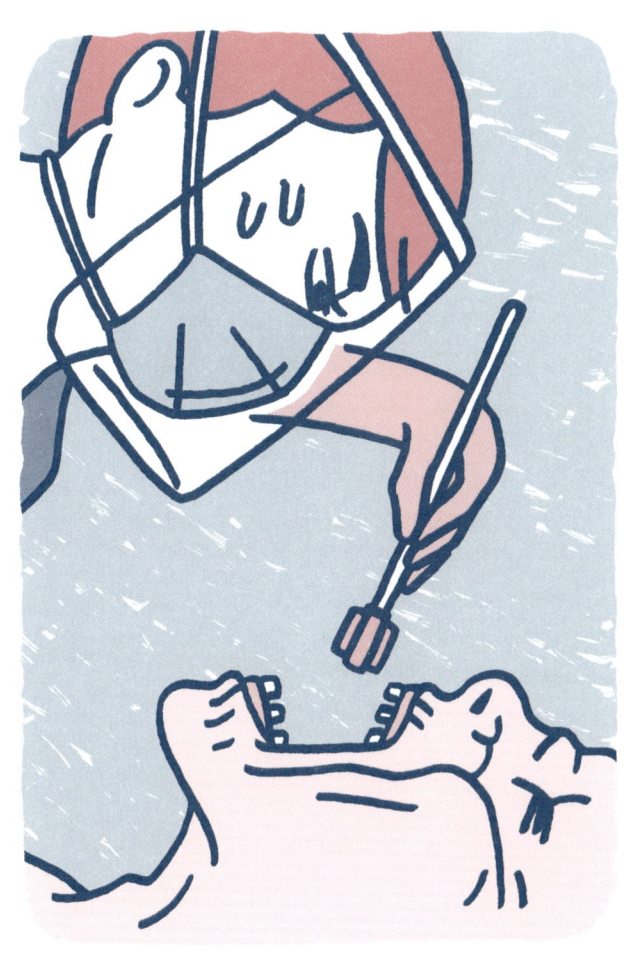

フラグ
格言

粘稠性の痰は塊となりやすく
窒息の原因となり得る

Case 30

それでも12誘導が先なのか？

　普段から心室頻拍があるが、バイタルサインに異常がなく、経過観察にて入院中の60代男性。

　明け方に心室頻拍の持続と意識レベル低下を認めたため、看護師は当直医にコールし、直流除細動器（DC）と救急カートを準備した。その後、医師に早急にDCが必要な状態であることを伝えたが、医師は「12誘導心電図を見てから考える」と語った。

　看護師は、意識低下のある完全な心室頻拍波形のため、先にDCを行う必要性を再度説明したうえで、除細動をAEDモードに切り替えたところショックが実施され洞調律に戻り、意識レベルも回復した。

フラグ考察

💡この事例のフラグは、『夜勤帯』『VT（心室頻拍）』『除細動』でした。

　DCを実施するまでに時間がかかり、ヒヤッとした事例です。夜間は看護師の人数が少なく、経過を熟知していない当直医の場合、治療の決断がスムーズにいかないこともあります。

　この事例では、看護師が的確なアセスメントをしていたにもかかわらず、医師が決断できませんでした。

　そこで、自動的な評価で除細動可能なAEDモードへと機転を利かせ、救命することができました。普段から機器の機能を熟知していたからこその対応だったと言えるでしょう。

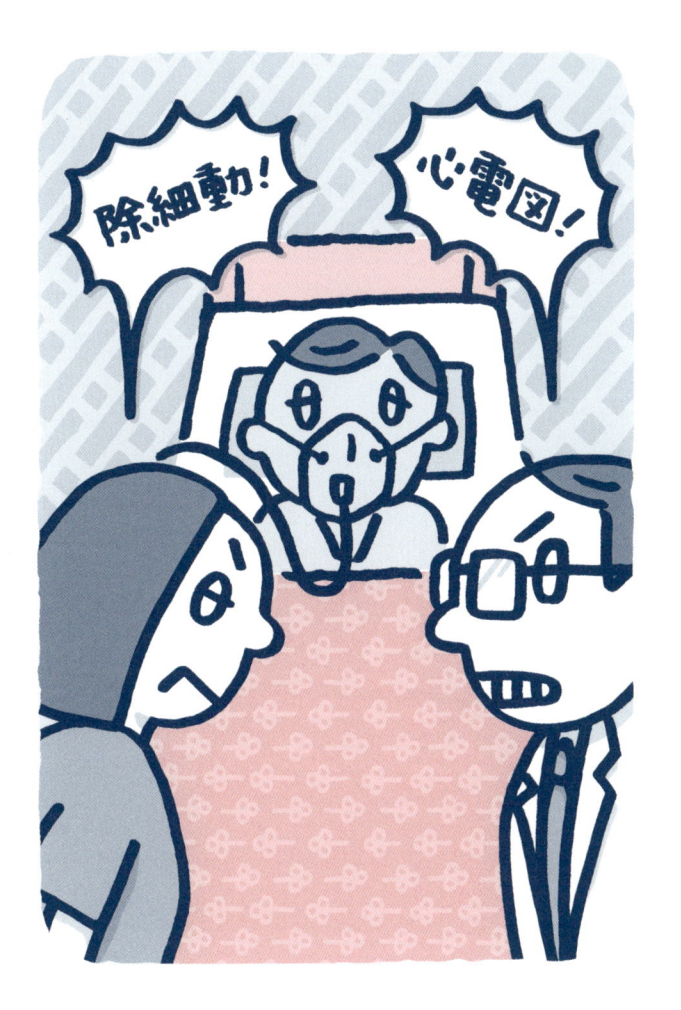

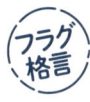フラグ格言

直感を信じたら
できることをやれ！
頭をひねって考えよ！

Case 31

アルコール性肝障害患者の
不整脈の頻発

　吐血とアルコール性肝障害で入院している41歳の男性患者。入院の半年前から、ほとんど食事を摂取せず、1日1升日本酒を飲んでいた。来院時、Hb 4.7g/dLの高度貧血があり、救急外来で赤血球輸血を開始し入院となった。

　入院の翌朝4時頃から心室性期外収縮が頻発したため、12誘導心電図を実施のうえでドクターコールした。採血などの指示を受けて看護師が準備中、心室細動から心停止となったためコードブルーを要請し、心肺蘇生法を開始した。AED1回通電後に心室頻拍となり心肺蘇生を継続。抗不整脈薬にて洞調律となり、ICUでの継続治療となった。

フラグ考察

● この事例のフラグは、『アルコール性肝障害』『貧血』でした。

　高度貧血は全身の酸素化を抑制するため、輸血を開始したからと言って安心してはいけません。

　この事例は肝機能障害による出血傾向も予想されるため、輸血療法と同時に、貧血を起こした原因検索も必要です。

　身体的な評価のためにアルコール摂取状況と合わせて、食事摂取状況はきちんと把握しておきましょう。

　初期治療の開始後も、長期間の乱れた生活習慣は、不整脈による急変が起きてもおかしくない状況です。モニタ管理の下、早期発見・早期対応することがカギとなります。

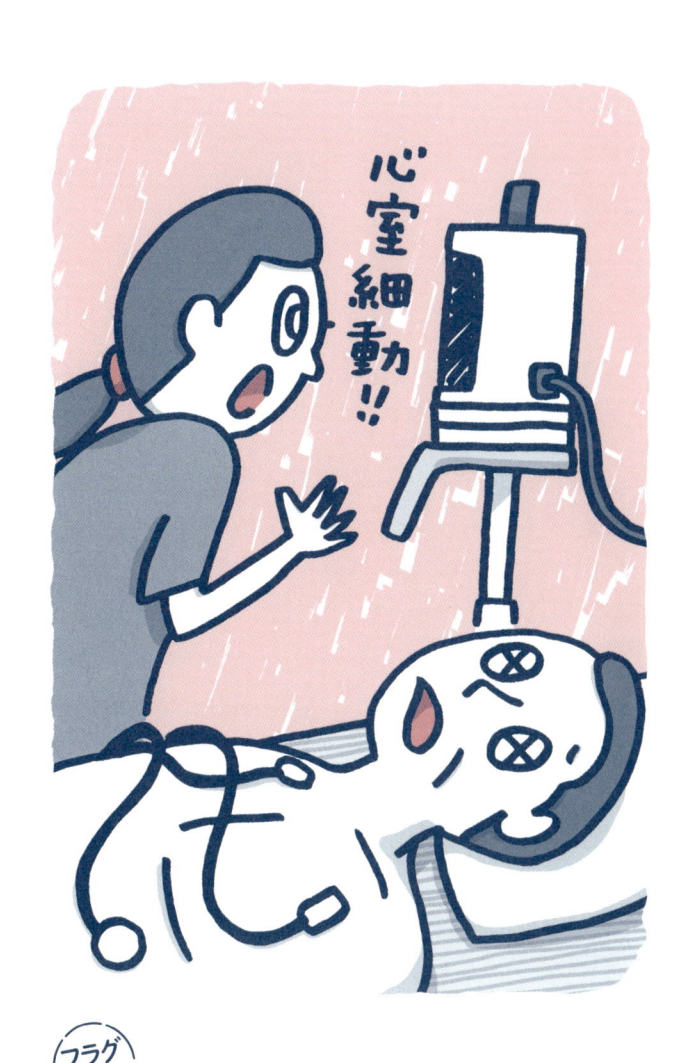

Case 32

糖尿病・心不全患者の
呼吸困難感の訴え

　誤嚥性肺炎で発熱し入院となった77歳の男性患者。急性心筋梗塞、慢性心不全、糖尿病既往あり。慢性腎臓病で入院日に透析していたが血圧低下のため除水できず終了、低流量酸素投与した。

　夜間、呼吸苦と頻呼吸に加え、大量の冷汗が出現し、患者は「息が詰まりそう。早く透析してほしい」と訴えた。SpO_2 85%まで低下したが、酸素増量後に上昇した。血圧100/60mmHg、脈拍110回/分。胸部画像上うっ血あり、翌日の朝に透析の実施予定となった。

　翌朝、透析室へ移動直後に心肺停止となり、心肺蘇生にて心拍再開しICUへ入室した。緊急血管造影で急性心筋梗塞と診断された。

フラグ考察

💡この事例のフラグは、『呼吸困難感と頻呼吸』『SpO_2低下』『冷汗』でした。

　誤嚥性肺炎による発熱で血管内脱水状態となっており、除水できないほどの血圧低下を来していました。この時点で、原因は発熱以外にあるのかどうかの検討が必要でした。

　糖尿病の既往がある場合は、神経障害により疼痛を訴えることが少なく患者は「胸が痛い」という表現をしていません。「呼吸困難感」としての訴えがそれに近いのでしょう。心電図モニタ上ではST上昇の判断がつきにくいので、12誘導心電図の評価、採血と血液ガス分析を行っていれば異常に気づけたかもしれません。

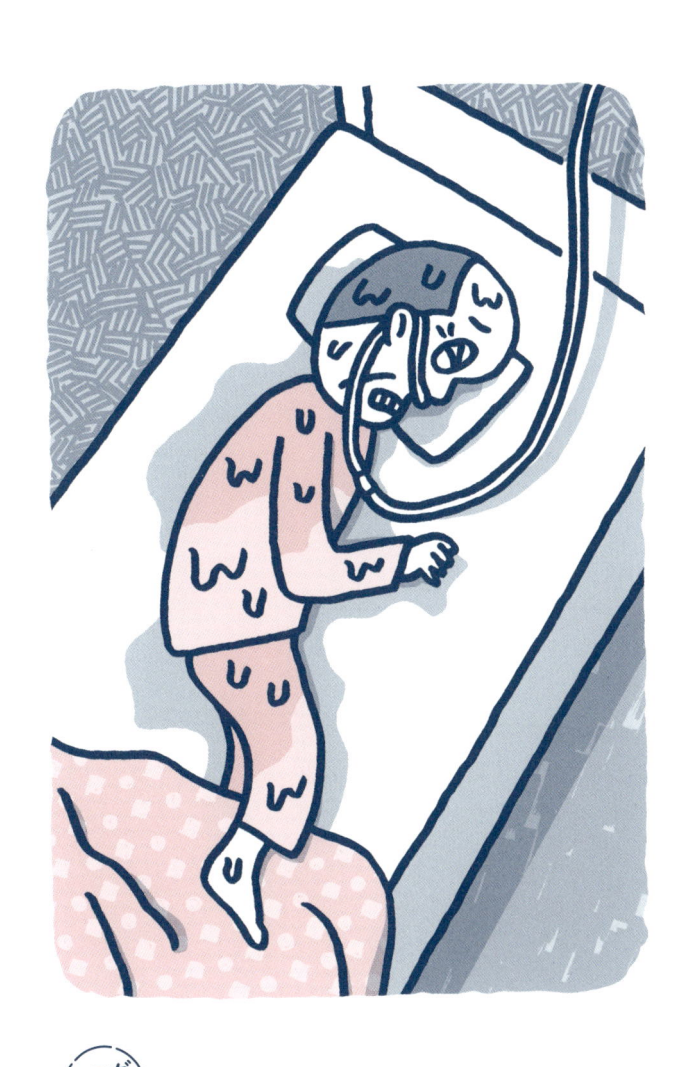

フラグ格言

糖尿病患者は
心血管障害を起こしやすく、
そして胸痛を感じにくい！

Case 33

心筋梗塞後に脈圧が低下

60代男性の患者。急性心筋梗塞発症2日目、中心静脈圧が上昇。心不全悪化が考えられたため、医師から利尿薬開始の指示があった。

利尿薬の投与開始前に、血圧低下と脈圧低下が認められたため、看護師が心タンポナーデを疑って医師へ報告。心臓超音波検査で心タンポナーデの所見が認められたため、心嚢ドレナージを実施した。その結果、血圧が上昇し脈圧も改善した。

フラグ考察

🔦 この事例のフラグは、『急性心筋梗塞発症2日目』『中心静脈圧上昇』『心不全傾向』『血圧低下』『脈圧低下』『心タンポナーデ』でした。

急性心筋梗塞発症から数日後、壊死部の心筋が脆弱化し、断裂することで『心タンポナーデ』を来すことがあります。心タンポナーデになると拡張機能障害を起こし、心拍出量低下・血圧低下を招きます。

中心静脈圧は、うっ血性心不全の診断・治療に用いられることも多いですが、この事例の看護師は中心静脈圧＋血圧低下や脈圧低下から心タンポナーデの可能性を考えて医師に伝えることになりました。看護師の観察が早期治療につながったファインプレーでした。

重症患者ほど、単一のパラメーターの変化だけで「何が起こっているか」を捉えることはできません。複合的なパラメーターの変化を捉えて判断する思考が重要です。

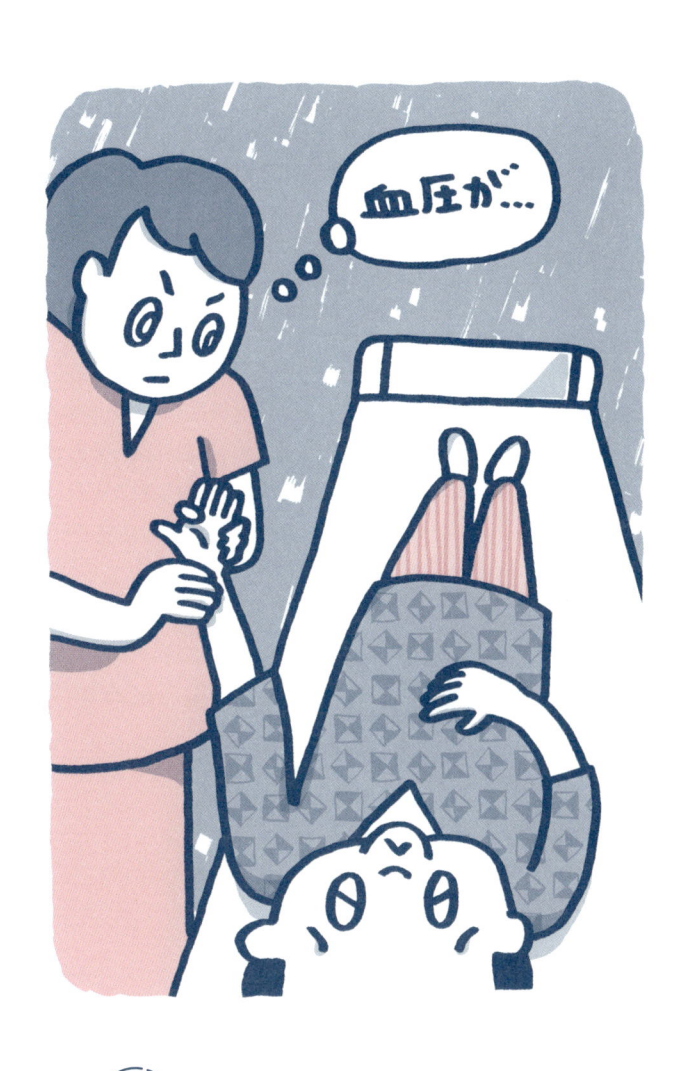

意識状態の変化
に伴う急変　　治療経過中
の急変　　術後経過中
の急変　　ケア・処置中
の急変　　移動・搬送中
の急変

Case 34

透析患者の腹痛
からの血圧低下

　69歳の男性患者。前医において初回透析開始30分経過した時点で腹痛と血圧低下を来し、血圧60mmHgまで低下したため、生理食塩液1000mLが投与された。その後、血圧90mmHgまで上昇したが腹痛が治まらず、急性腹症として精査目的で紹介となった。救急外来で診察した結果、糞便性の直腸炎と診断されて入院加療となった。

　入院後に透析開始したところ、前医のケースと同様に血圧低下し、ショック状態に陥った。腹痛の症状は、ヘパリンによるアレルギー反応が原因であったことがわかった。

🔍 フラグ考察

💡この事例のフラグは、『透析患者』『血圧低下』『腹痛』でした。

　患者にヘパリンアレルギーがありながら、その点を見逃して透析中にヘパリンを投与したため、ショックを引き起こしました。腹痛と血圧低下の関連性を考慮し、糞便性直腸炎による血圧低下の可能性も検討すべきでした。

　透析中に除水し過ぎると血圧低下を引き起こしやすいため、輸液負荷をかけることで改善できます。幸いにも、ショックから心停止に至らずに済みました。

　また、アレルギー反応により腸管の血管透過性が亢進し、腹痛を引き起こすこともあります。

　患者にはヘパリンアレルギーを十分に理解してもらい、自己管理を促すことが重要です。

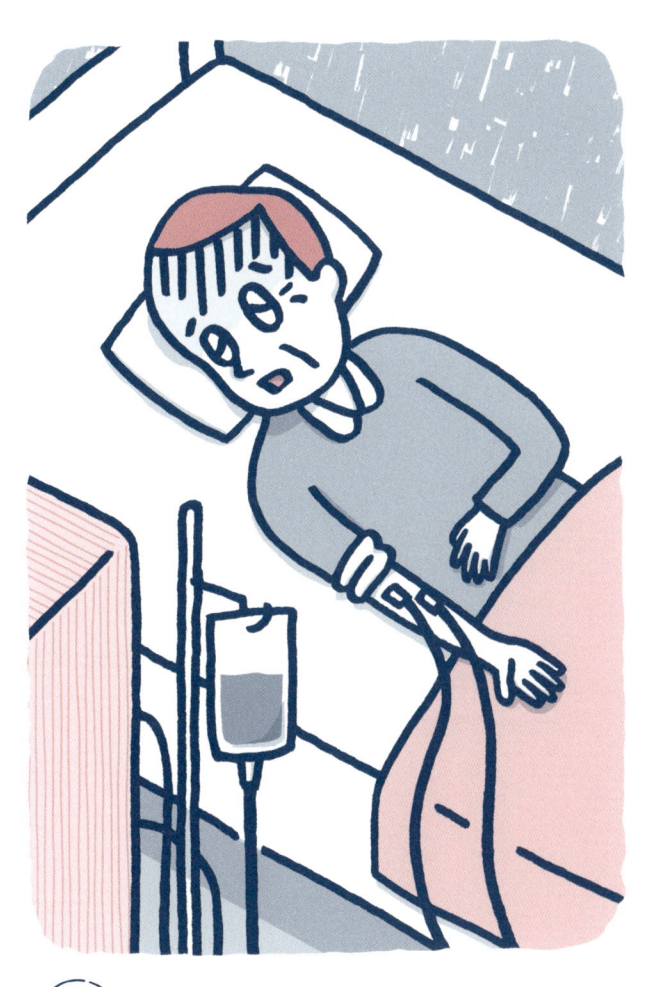

フラグ格言

血圧低下は、
循環血液量減少（出血）か
末梢血管抵抗の低下（ショック）の
フラグと認識せよ！

Case 35 アドバンス

体温低く、肩を使い大きく呼吸している

　免疫不全症候群で入院し、腹痛と下痢が持続している70代の患者。軽労作で頻脈となるため、一時は心電図モニタを装着していたが、安静にしていれば回復するため、モニタを止め様子を見ていた。

　あるとき、ぐったりとして「いつもより腹痛が強い」との訴えがあり、体温35℃、呼吸数は16回/分で肩を使った大呼吸が見られ、血圧は低めで安定していたため経過観察していた。

　理学療法士がリハビリのために訪床すると、患者の反応が鈍かったため、RRSがコールされた。GCS 9点、体温34℃、収縮期血圧60mmHg、40回/分の徐脈を来しており、ICU入室となった。入室時の膀胱温は32℃で、造影CTで消化管穿孔が認められた。

フラグ考察

💡 この事例のフラグは、『腹痛』『体温の低下』『大呼吸』でした。

　通常は頻呼吸として現れるアシドーシスに対する代償性の呼吸が、大呼吸で代償されていた事例です。筋肉量や血管の弾性が低下した高齢者では熱産生が控えめになり、発熱が目立たず、さまざまな症状があることで急変の徴候が見えにくくなります。

　体温が低下することで生体内の病原体の増殖が抑制されることがあり、呼吸様式の変化は、代償性の変化である可能性を考え、敗血症の可能性を疑えるかがショックを防ぐカギでした。

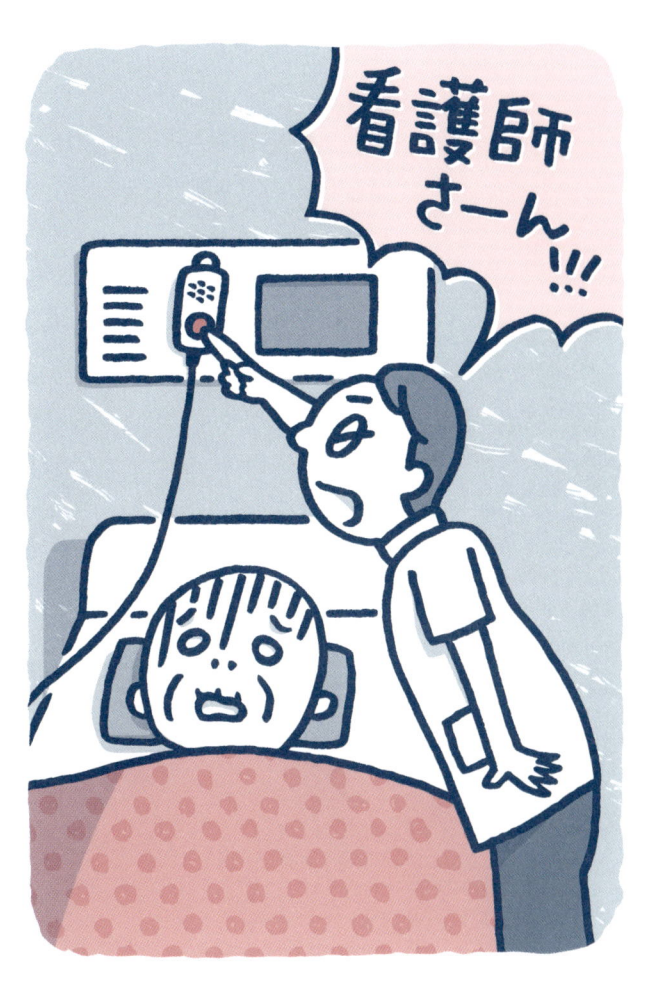

フラグ格言

高齢者の「いつもと違う」訴えや症状は
隠れた急変サインと疑え！

Case 36 アドバンス

利尿薬が効かず徐々に 酸素需要が増加

　透析未導入の慢性腎臓病があり、腸炎に起因する急性腎障害で尿量低下を来している50代の患者。酸素カニュラ2Lで頻呼吸があるが、会話しなければ呼吸困難感はない。血液ガス分析による電解質とpHから判断して緊急透析の必要はないとされ、利尿薬を増量して経過観察していた。

　その後も乏尿は改善せず、徐々に酸素需要が増加し、酸素10Lが必要となった。尿道カテーテルを留置しようとしたが、呼吸困難感が強く臥位になれなかった。さらに血液ガス分析でアシドーシスを認め血液透析が必要と判断された。

　その後、バスキュラーアクセスを留置するため、臥位になってもらうよう介助をしている間に意識消失、PEAとなりICUへ入室した。

フラグ考察

💡 **この事例のフラグは、『乏尿』『頻呼吸』『酸素需要の悪化』でした。**
　「呼吸で代償できている」かの評価には、血液ガス分析が有用です。そしてそれだけでなく、呼吸状態の変化を捉えることも重要です。
　起坐呼吸でなんとか保てるところまで溢水を許容すると、血液透析の導入準備が、患者にとって非常に苦痛を伴う、危険な処置になりかねません。
　現行治療で改善しない場合、その先の治療や処置を想定し、介入の時期を見定めることは、苦痛緩和と急変予防にもなります。

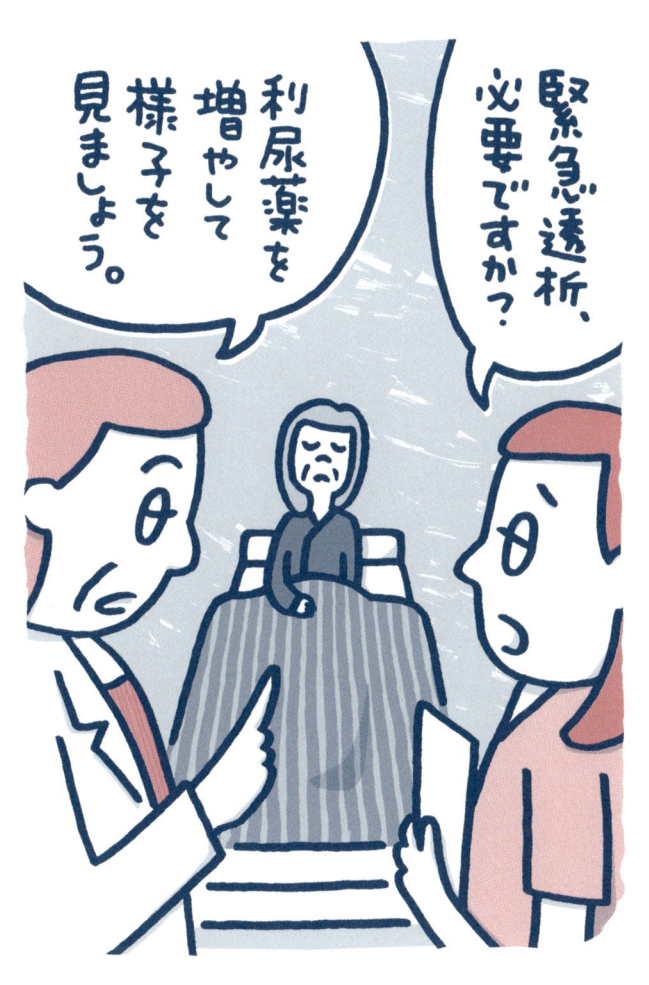

 フラグ格言

乏尿は、体内の水分貯留が進んでいる。
溢水を見抜くには呼吸状態を観察せよ！

Case 37 アドバンス

低栄養状態への栄養投与

　独居でADLの自立した80代の患者が動けなくなっているところを、家族が発見し緊急入院。誤嚥性肺炎と診断され、抗菌薬治療が開始となった。

　るいそうがあり、自己喀痰が不十分で適宜吸引介助を必要としたが、足のだるさの他に症状はなかった。また、嚥下機能が低下しており誤嚥リスクが高く、PICCを留置しTPNが開始された。

　その後、頻呼吸となったがSpO₂は維持できていたため、経過観察していた。次に訪床すると、意思疎通が図れなくなっており、RRSコールとなった。心電図モニタを装着すると心室頻拍を来しており、救急医が駆け付けたときには心室細動に至った。

フラグ考察 🔍

● この事例のフラグは、『低栄養』『足のだるさ』『高カロリー輸液の開始』『頻呼吸』でした。

　患者は入院前に十分な食事が摂れておらず、足のだるさはビタミンB1欠乏による症状が考えられました。長期間持続した高度の低栄養状態にある場合、栄養投与の開始で起こるリフィーディング症候群では、電解質の異常が急速に進行し、心室性不整脈や心停止に至る場合があります。

　電解質の異常はなくても、急速に全身の浮腫、腹水や胸水の貯留を来すこともあります。アシドーシスに伴う呼吸数の増加に注意する必要があります。

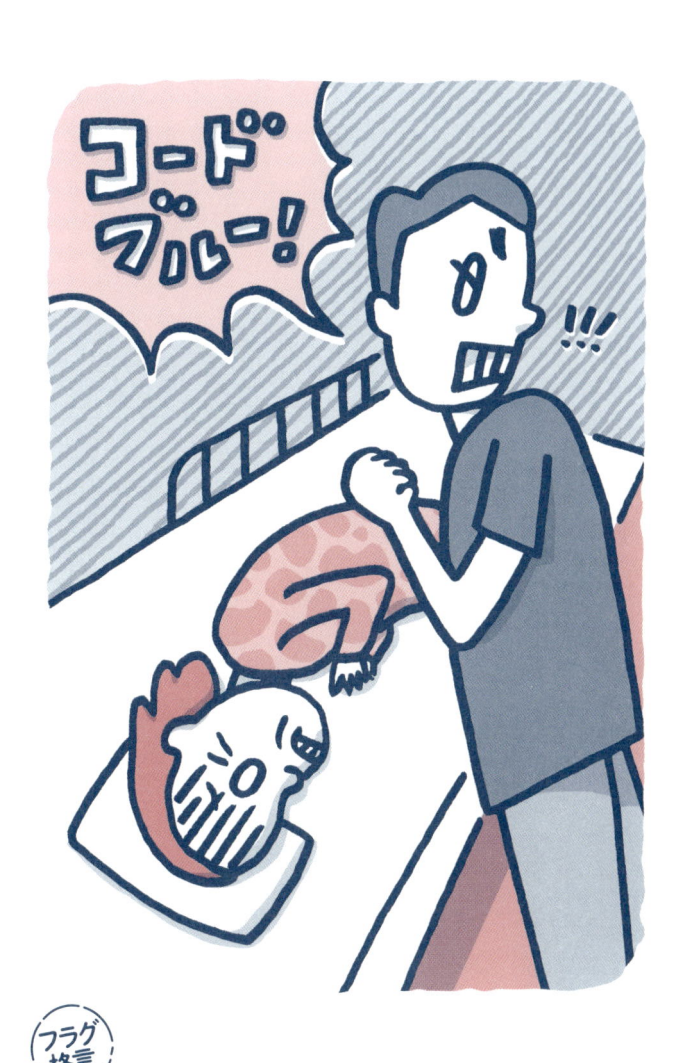

フラグ格言

低栄養患者への高カロリー輸液は
リフィーディング症候群の誘発と
心室性不整脈のリスクに注意せよ！

RRSを起動するタイミング

RRS（Rapid Response System）は、患者の急変時、現場からの要請を受けて集中治療専門の医療チームがベッドサイドなどへ急行し、介入を行う仕組みです。RRSは、出動が要請されてから10分以内に現場へ駆け付け、診察を始めることが推奨されています。

患者が手遅れにならないうちにRRSを要請することで、防ぎ得る死（Preventable Deaths）を防ぎ、予後を改善する効果が期待できます。実際、RRSを導入することで、ICUへの転送前における心停止を減少させたり、ICU外での死亡率を低下させたりといった目覚ましい効果が報告されています。

コードブルーと何が違うのか疑問に思うかもしれませんが、一般的なコードブルーはすでに心停止や呼吸停止に陥った状態の患者に対する介入であり、RRSはそれより手前の時点から介入を始める点で大きく異なります。なお、院内の全患者の状態をモニタリングし、急変を起こしそうな患者を拾い上げてより早期の介入を目指すCCOT（Critical Care Outreach Team）というシステムもあるので覚えておいてください。

RRSを起動するタイミングについては、導入施設では「RRS起動基準」が設けられているので、スタッフ一人ひとりがよく把握しておく必要があります。コードブルーよりも低い基準で起動できるようになっており、「何か変」という懸念がある場合にはちゅうちょせず起動し、患者の異常の早期発見と対応につなげられるシステムです。

第3章

術後経過中
の急変

Case 1

術後に呼吸回数が増加している

80代女性の患者。膵臓がんで膵頭十二指腸切除術を受けた。術後のバイタルサインは安定し、疼痛もコントロールされていた。

術後5日目には一般病棟への転室が検討。ICU入室中は37℃台の微熱で経過しており、このときも体温37.6℃で変化はないが、呼吸回数は23回/分と普段より増加していた。

医師へ報告し、腹部超音波検査、腹部CT検査、血液検査を実施。最初、患者は「疼痛はない」と話していたが、腹部に"圧痛"が認められ、縫合不全からの腹膜炎の疑いで再手術となった。

フラグ考察🔍

💡この事例のフラグは、『微熱』『呼吸回数』『圧痛』でした。

呼吸回数は「忘れ去られたバイタルサイン」と表現されることもありますが、最近はその重要性が強調されるようになりました。SpO2よりも呼吸回数に重きを置きましょう。呼吸回数が通常より多いときは、疼痛や熱発などのほかに呼吸性代償を行っているため、急変の早期発見のカギとなります。

この事例でも呼吸回数以外のバイタルサインはほとんど変化していませんでしたが、呼吸回数を医師に報告・相談することで、急変前に状態変化を発見することができました。

呼吸回数は特別な機器なしで簡単に測定でき、急変の予兆に気づける重要なサインです。急変の予兆を見逃さないことが大切です。

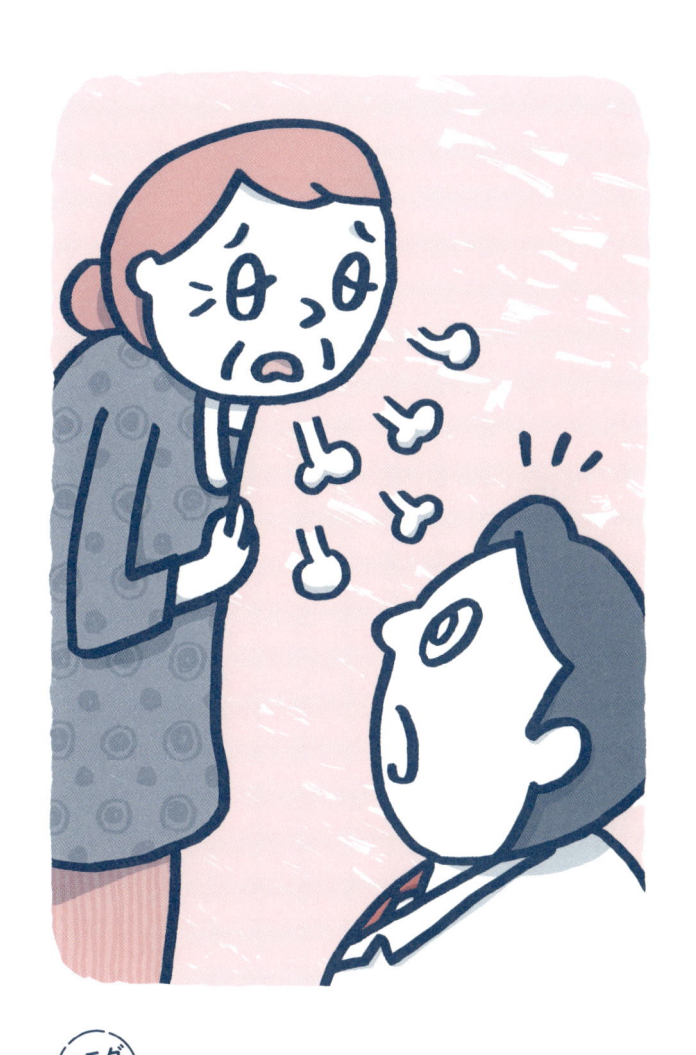

フラグ
格言

呼吸回数増加を
「忘れ去る」のはもう古い。
急変察知の最優先事項として認識せよ！

Case 2

整形外科手術後の初めての離床

　膝関節の手術目的で入院した30代の患者。夜間のSpO₂低下、BMI 30以上であり、睡眠時無呼吸症候群を疑い、術後に精査予定となっていた。

　全身麻酔による手術は無事終了したが、疼痛が強く、NSAIDsとアセトアミノフェンを適宜服用し、フットポンプと抗凝固薬を使用して経過を観察した。

　翌日は床上のギャッチアップですら疼痛が強く、離床が進まなかった。術後2日目、立位を取ろうとして端坐位になったところ、頻呼吸と冷汗が出現し、顔色が悪くなった。看護師は肺血栓塞栓症を疑い、すぐに主治医に報告したが、意識消失し、心停止に至った。

🔍 フラグ考察

💡 **この事例のフラグは、『BMI 30以上』『離床が進まない』でした。**

　術後、深部静脈血栓症の予防がされていても、肺血栓塞栓症のリスクはあります。高度肥満と安静・痛みによる不動でリスクが高まることを念頭に、できる予防に努め、早期発見・早期対応につなげる体制を準備しておきましょう。

　予防法のポイントは、ベッド上の安静期間に足首をしっかりと自分で動かすことと、痛みによる運動の抑制を避けるための十分な鎮痛です。

　さらに術後初回の離床時は、リスクを共有し環境整備と、急変時のフローについて確認しておくことで、慌てずチームで協力して対応できるでしょう。

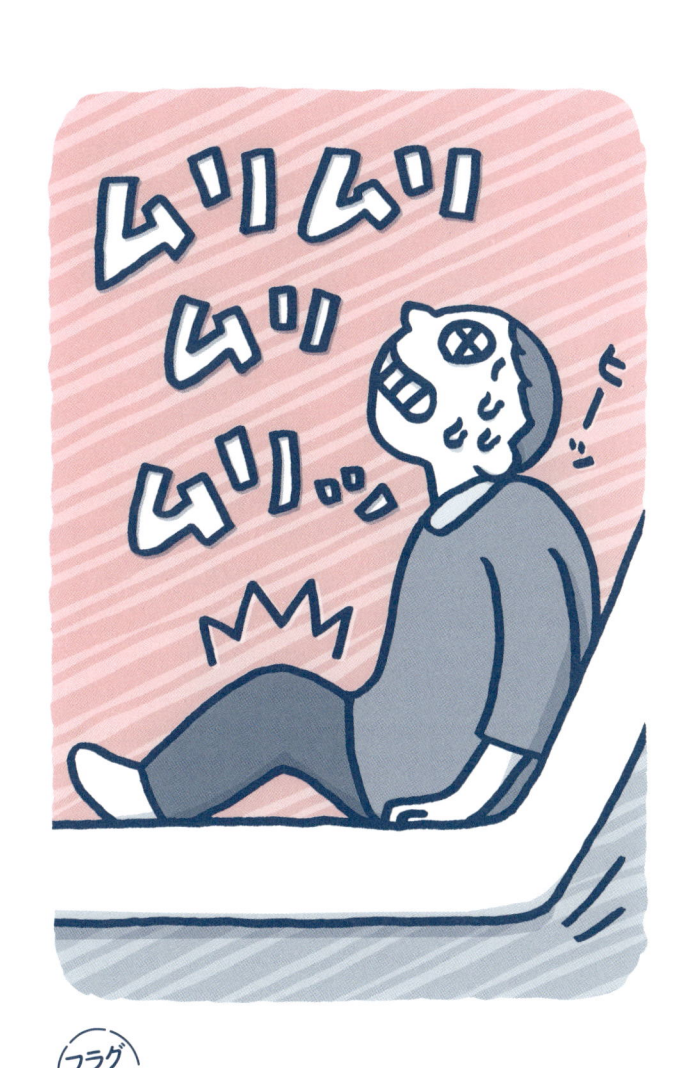

フラグ格言

対策を立てていても
「まさか」が本当になるのが急変。
普段から十分な備えを怠るな！

Case 3

想定通りに尿量が増えていかない

　80代女性の患者。大腸がんでS状結腸切除術を受けた。術後より血圧が低下したため、術後の血管内水分量減少を考慮して点滴負荷を実施していた。

　しかし、3日経過しても尿量が少なく、収縮期血圧80mmHg台であったため、さらに点滴負荷を実施。数時間後より喀痰量が増加し、SpO₂ 90％まで低下した。心不全を疑って利尿薬と昇圧薬の投与が開始された結果、尿量が増加し、バイタルサインも安定した。

フラグ考察

💡この事例のフラグは、『術後の血圧低下』『尿量減少』『SpO₂低下』『心不全』でした。

　血圧低下や、尿量減少の際、血管内脱水によるボリュームロスが原因なのか、心不全による溢水が原因なのかの判断は非常に難しいものです。この事例では、開腹手術による不感蒸泄の増加を考慮し、血圧低下に対して輸液を行いましたが、リフィリング＊による尿量増加が得られず、結果的に心不全に陥ってしまいました。

　この事例のように高齢者の場合は、腎機能・心機能低下からリフィリング期に利尿が図られず心不全となることがあります。高齢者の術後の輸液管理は、腎機能・心機能・手術侵襲を総合的に考慮することが重要です。

＊リフィリング：血管透過性の亢進によりサードスペースに漏出していた水分が血管内へ移行すること。通常は48～72時間程度で見られ、循環血液量・尿量が増加する。

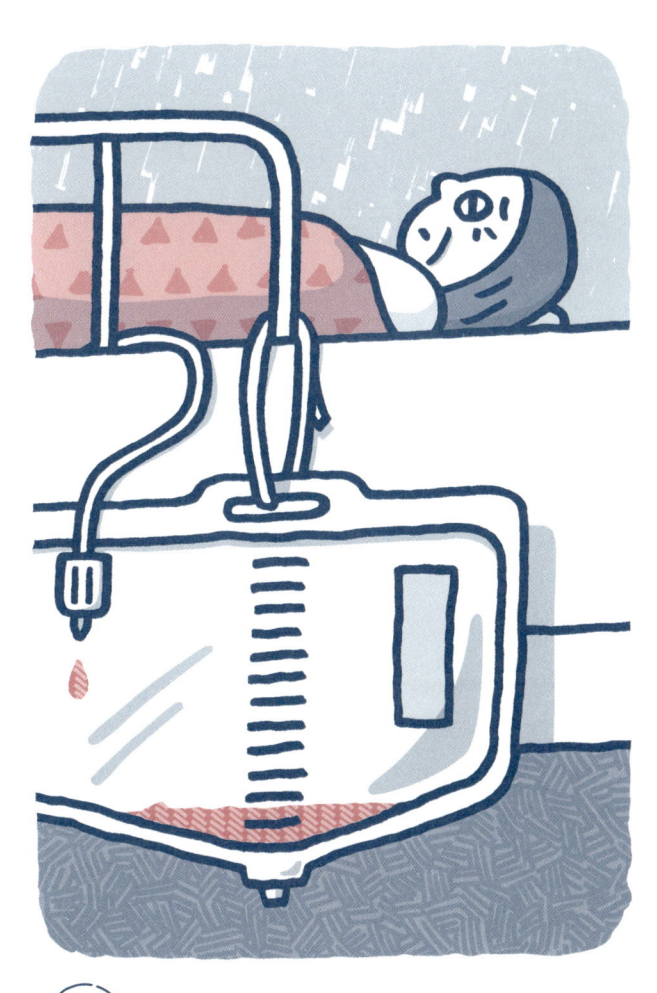

フラグ
格言 血圧低下と尿量減少は、
血管内脱水か溢水か。
いずれにしても循環血液量が正常機能を
果たしていないと考えよ！

意識状態の変化
に伴う急変 ／ 治療経過中
の急変 ／ **術後経過中
の急変** ／ ケア・処置中
の急変 ／ 移動・搬送中
の急変

Case 4

術後に栄養・水分摂取が進まず血圧が低め

　腰椎固定術を受けた50代の患者。術後、フェンタニルの経静脈的PCA（患者自己調節鎮痛法）で痛みをコントロールできていたが、食欲がなく、飲水も進まなかった。

　術後は酸素フリーだったが、酸素投与を中止するとSpO_2が下がるため、1L投与を継続していた。収縮期血圧が60～80mmHgへ低下したため、医師へ報告したが、自覚症状はなく、術前よりも頻脈で血圧は低めだが尿量は多く、BMI 28で血液データ上も栄養状態に問題はないため、術侵襲の影響だろうと経過観察となった。

　術後2日目、看護師が訪床すると、患者は顔色が蒼白で冷汗があり、頻脈が悪化しさらに血圧が低下しており、ショック状態でICU入室。その後、肥大型心筋症と診断された。

フラグ考察

●この事例のフラグは、『術後の血圧低下』『頻脈』『想定にない酸素需要』でした。

　全身麻酔術前でも、すべての疾患がスクリーニングされているとは限りません。主病名のみに注目するのではなく、基本値からの乖離や、期待する経過から逸脱している場合は、他疾患が潜んでいるかもしれないと疑う必要があります。

　全身のフィジカルアセスメントを徹底し、逸脱の背景要因を考え、悪化の徴候と対応を医師と共有し、経過を観察することで早く気づき、介入することが可能になります。

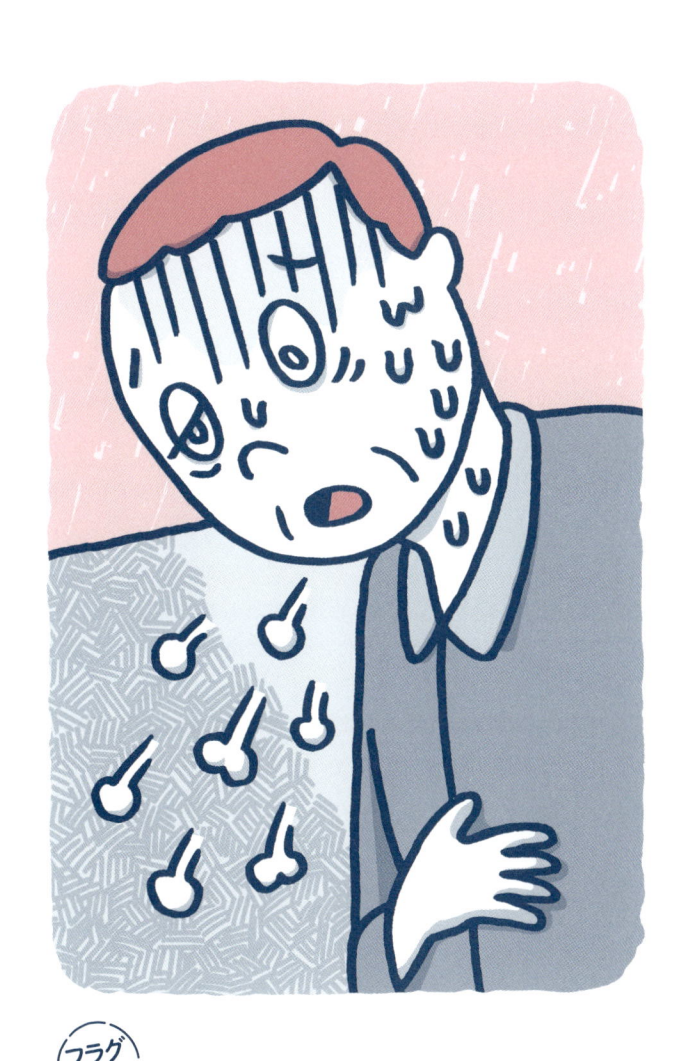

（フラグ格言）想定から逸脱した経過の
「経過観察」は、状態悪化の徴候に早く
気づくための「観察強化」と心得よ！

Case 5

冷汗がありあくびが増加している

　70代女性の患者。胃がんのため胃全摘術を受けた。術後2日目、歩行訓練を開始したところ、立位で足踏みしている最中に生あくびが出現。いったん休むことを伝えたが、患者は「痛くないし大丈夫」と主張した。

　そのまま歩行訓練を再開し、3メートルほど歩いたところで軽度の腹痛を訴え、顔面蒼白と冷汗を認め、意識レベルが低下。すぐにベッドへ戻したところ、血圧と意識レベルは速やかに回復した。術後の循環動態変化に迷走神経反射が加わり、血液分布異常性ショックに至ったと考えられる。

フラグ考察

💡この事例のフラグは、『歩行訓練』『あくび（欠伸）』『冷汗』でした。

　術後は炎症性サイトカインの影響により血管透過性が亢進し、サードスペースへ血管内水分が移動することで循環血液量が減少します。また、術後の疼痛、不眠などは、迷走神経反射を引き起こす要因になります。

　この事例では離床による疼痛によって迷走神経反射が起こった可能性があります。また、血管透過性亢進による循環血液量低下が、さらに血圧低下の要因となったと考えられます。

　離床前には、患者の尿量含めた循環動態、疼痛の有無を観察し、事前の鎮痛薬投与などを行い、リスクを低減させながら離床を進める必要があります。

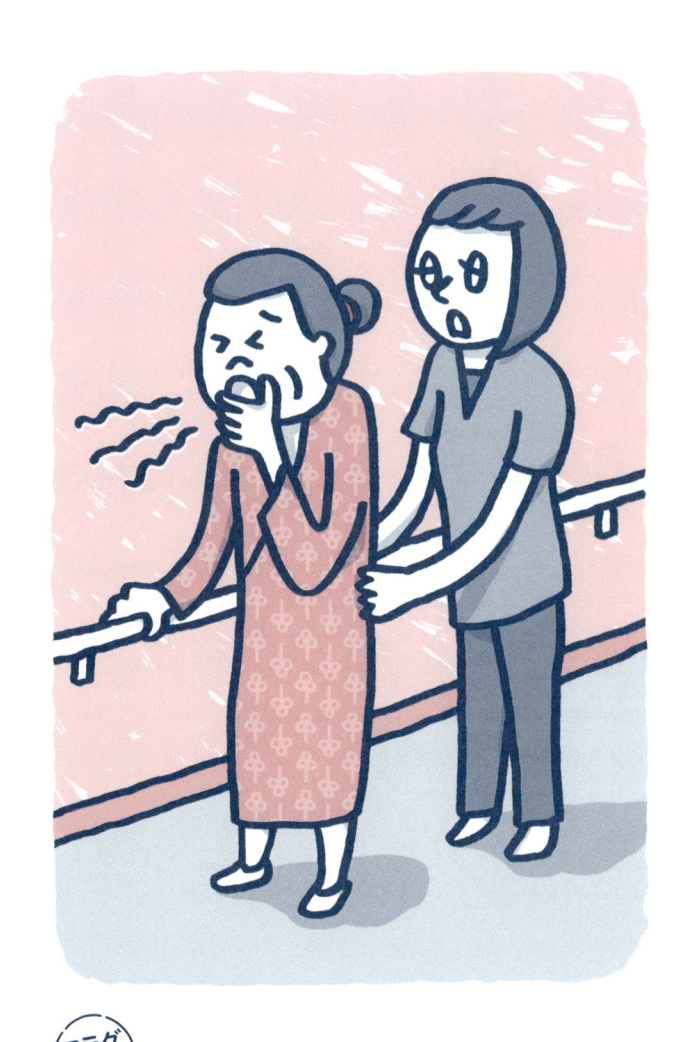

フラグ
格言

術後すぐの離床時は
「急変が起こって当たり前」
と捉えて対処せよ！

Case 6

歩行訓練から戻った直後に意識レベル低下

　脳出血で入院している77歳の男性患者。入院後に肺炎を併発し治療している。入院時にはなかった下肢浮腫が出現したものの、経過観察となっていた。

　入院3日目よりリハビリ開始となったが、リハビリ施行中に頻呼吸と呼吸困難感が出現し冷汗も認めた。血圧は60/40mmHgへ低下し、脈拍は120回/分へ上昇、SpO₂ 85%へ低下したため、酸素増量後、呼吸困難感は軽減し、血圧や脈拍は安定化した。

　その後、病室へ戻り、ベッドに臥床した直後に意識レベルが低下し心肺停止となった。心肺蘇生を行い一命は取り留めたが、ICUに転床し治療継続となった。検査の結果、DVTによる肺塞栓血栓症であることが判明した。

　🔍 フラグ 考察

💡**この事例のフラグは、『下肢の浮腫』『リハビリ開始』でした。**

　肺炎が中心の病態のように見えますが、ケアされていないのは入院時になかった『下肢の浮腫』です。

　さらに、脳出血治療後のリハビリが開始となったということで、深部静脈血栓症のハイリスク状態であることに注目すべきです。

　長期臥床状態の方や、骨盤腔内の手術の場合、深部静脈血栓症に注目することは、リスクを防ぐことにつながる重要な手立てになります。また、活動範囲の拡大前には肺塞栓や脳梗塞を起こさないための処置を実施しておく必要があります。

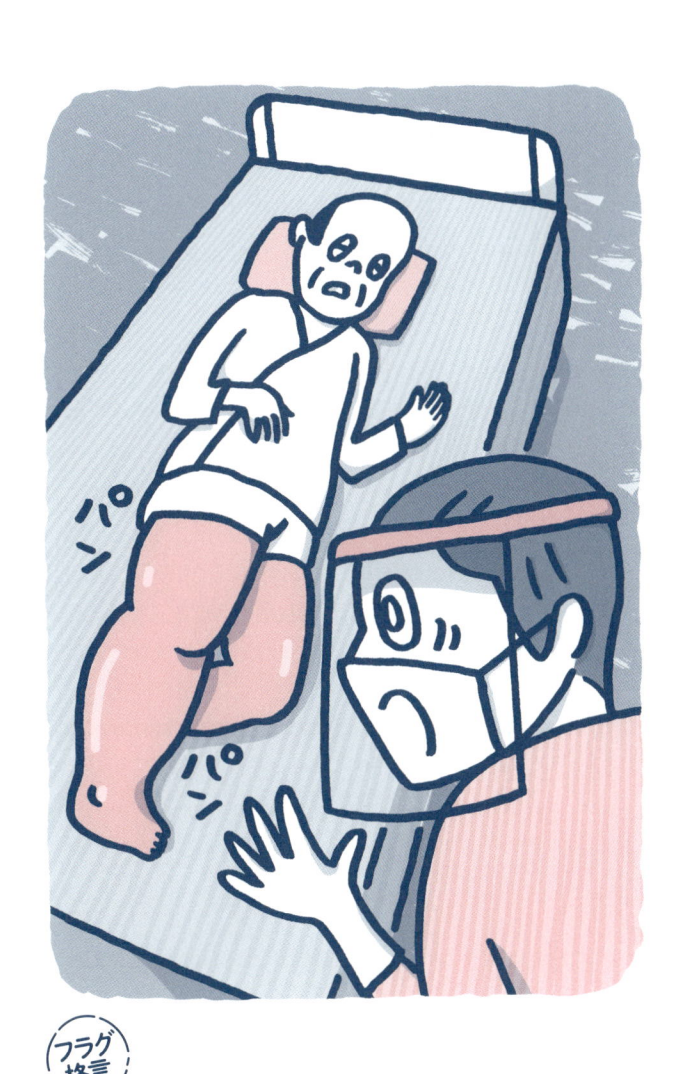

長期臥床や骨盤腔内の術後は、
深部静脈血栓症を誘発しやすい。
ささいな症状も疑ってかかれ！

意識状態の変化
に伴う急変　治療経過中
の急変　術後経過中
の急変　ケア・処置中
の急変　移動・搬送中
の急変

Case 7

胸腔ドレーンの
呼吸性変動が消失

　40代男性の患者。左肺がんで左肺下葉切除術を受けた後、胸腔ドレーンを挿入したうえでICUへ入室した。その際、胸腔ドレーンバッグにはエアリーク、呼吸性変動、血性排液の所見が認められた。

　ICU入室から数時間後、エアリーク*と呼吸性変動が消失。一方で、左肺の呼吸音減弱、SpO2低下、血圧低下が出現した。緊張性気胸が疑われたため、看護師は医師へ報告してドレーンを入れ替えたところ、血圧が上昇し、バイタルサインが安定した。

フラグ考察🔍

💡この事例のフラグは、『エアリーク』『呼吸性変動消失』『呼吸音減弱』『SpO2低下』でした。

　肺切除後には、肺の再膨張促進、出血やエアリークなどのモニタリングを目的として胸腔ドレーンが留置されます。胸腔ドレーンでは通常、吸気時に胸腔内が陰圧となり液面が引き上げられる呼吸性変動が確認できますが、屈曲または閉塞すると空気も移動できなくなるため呼吸性変動が消失します。

　この事例では、エアリーク、呼吸性変動のいずれも術後数時間で消失しており、ドレーンの閉塞による緊張性気胸が考えられました。

　特に術後、排液の血性が強い場合はドレーンが閉塞し、呼吸状態の悪化を招きやすいため注意して観察する必要があります。

*エアリーク：水封室がブクブクと泡立っている状況で肺から胸腔内へ空気が漏れていることを表し、気胸などの際に見られる。

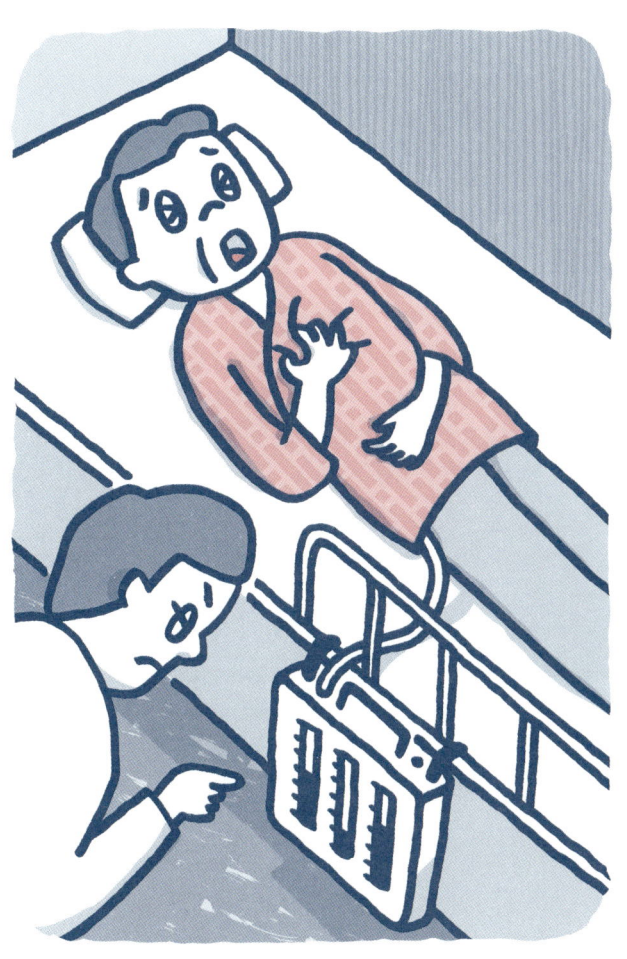

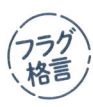フラグ
格言

胸腔ドレーン挿入時は
チェックポイントが多い。
呼吸状態、血圧、排液の
色の変化を見逃すな！

Case 8

術後の疼痛と嘔気が強く治まらない

胃がんで腹腔鏡下幽門側胃切除術から開腹に移行して胃全摘となり脾静脈を損傷していた男性の患者。術後の状態が安定したが、術後2週間で縫合不全と診断された。

ドレーンからは血性の排液が持続していた。疼痛はフェンタニル持続投与で落ち着いていたが、背部痛の訴えがあり、鎮痛薬を使用した。

その後、嘔気への制吐薬を希望したため看護師が訪室したところ、患者から両手1杯分ほどの吐血があった。冷汗および末梢冷感あり。心拍数80回/分→110回/分へ上昇。

そして赤茶色だったドレーンからの滲出液は、暗赤色〜赤色に性状変化した。その後、寒気と便意の訴えあり主治医へ報告し、ICU転棟となった。

フラグ考察

💡 **この事例のフラグは、『縫合不全』『疼痛の増強』『吐血』でした。**
縫合不全により出血が持続し、そこから消化管内に血液が貯留して生じたものと考えられます。

頻脈も出血量の増加を示唆しており出血性ショックが考えられるのであれば、循環動態の安定を図るため、リンゲル液の輸液負荷を検討する必要がありました。また、持続する出血が背面に貯留し、それが刺激となって痛みが生じていることが考えられます。

術後に痛みは落ち着いていましたが、背部痛を訴えた際の解熱鎮痛薬投与は慎重な検討が必要です。

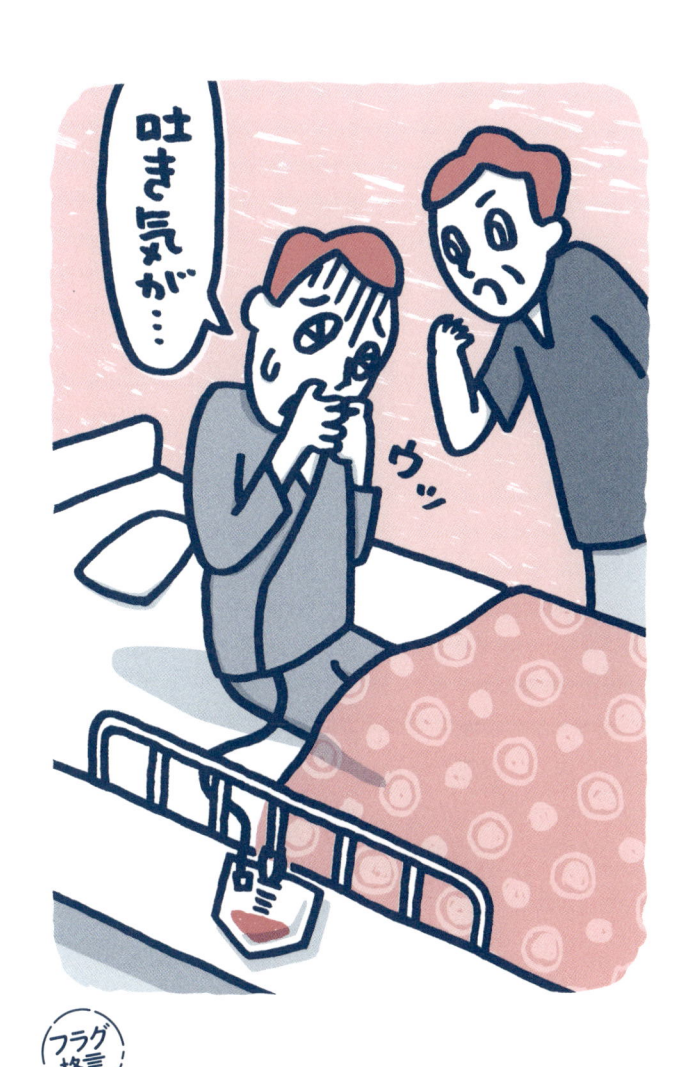

フラグ
格言

**症状の増強は、想定外のことが
現在進行系で起こっていると捉え、
評価を強めよ！**

Case 9

術後の覚醒不良があり反応も鈍いまま

70代男性の患者。大動脈解離Stanford A型に対する大動脈置換術を受けた（人工心肺使用）。術後に麻酔からの覚醒が不良であった。

脳神経系の疾患を疑った看護師は、痛み刺激に対する左上下肢の反応評価を行い、やや緩慢に思われたため、脳神経外科医にコンサルトした。

頭部MRIの結果、脳梗塞の所見が認められた。術後であり血栓回収は困難であったため、保存的加療とされた。人工心肺使用後の神経所見観察の重要性を感じた事例だった。

フ ラ グ 考 察

💡この事例のフラグは、『麻酔からの覚醒不良』『脳神経反射』『人工心肺使用』でした。

大血管手術の場合、術中に人工心肺が用いられることがありますが合併症として動脈硬化の強い血管内の欠片が剥がれ脳血管を閉塞させ、脳梗塞を引き起こすことがあります。

術後は麻酔の影響により正確な意識レベル評価、麻痺評価が難しく、せん妄などを呈すと、意識レベルの評価などがさらに難しくなり、早期発見を妨げます。さらに治療にもさまざまな制限がありますが、脳血管疾患は早期発見・早期治療が重要ということは変わりません。

看護師は治療リスクと術後合併症をしっかりと把握しながら、「何かがおかしい」という感覚を大切にし、丁寧に観察することが重要です。

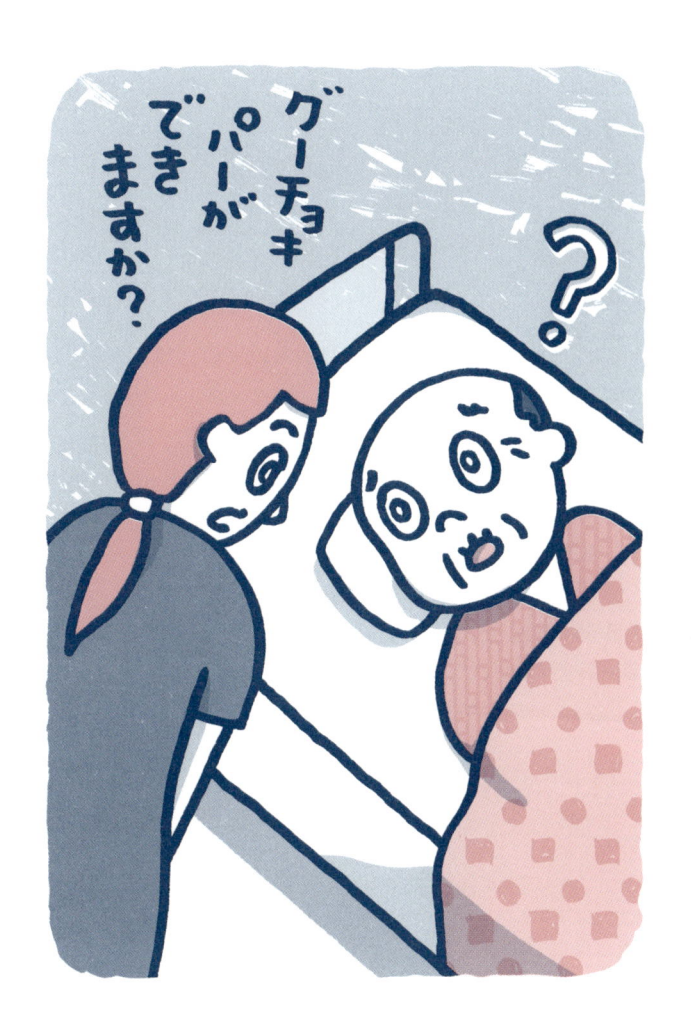

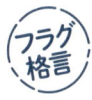フラグ格言

**術後の覚醒が悪い場合、
「別の」何かが起こっていると考えよ！**

Case 10

人工呼吸器の
アラームが鳴り止まない

　50代男性の患者。大動脈解離Stanford A型に対する大動脈置換術を受けた。術後ICUへ帰室し徐々に麻酔から覚醒したが、深夜帯であったため抜管は翌朝の予定となった。

　覚醒するにつれて気道内圧低下アラームが頻回に鳴り、気道内圧0〜3と表示された。気管チューブの先端位置に問題はなく、カフ漏れもなかった。吸気努力が強く気道内圧が低下していることが考えられたため、鎮静深度、一回換気量などの設定を医師の事前指示に従って調整したところ、気道内圧低下アラームは解除された。

フラグ考察🔍

🚩 この事例のフラグは、『気道内圧の低下』『鎮静深度』『努力呼吸』でした。

　人工呼吸器の気道内圧低下の原因として最も考えられるのは、呼吸器回路の外れやリークです。ただし、VCV（従量式強制換気）で換気が行われている場合、設定の換気量よりも患者が欲する換気量が増大すると、吸気流速・換気量不足が起こるため原因となり得ます。

　その場合、患者はより多くの空気を吸おうとし、人工呼吸器から供給される換気量を自発呼吸の換気量が上回るため、気道内圧が低下します。

　こうした場合は、患者の求める換気量がしっかりと供給されるように設定やモード変更する、鎮痛薬の投与量を調整するなどの対応が考えられます。

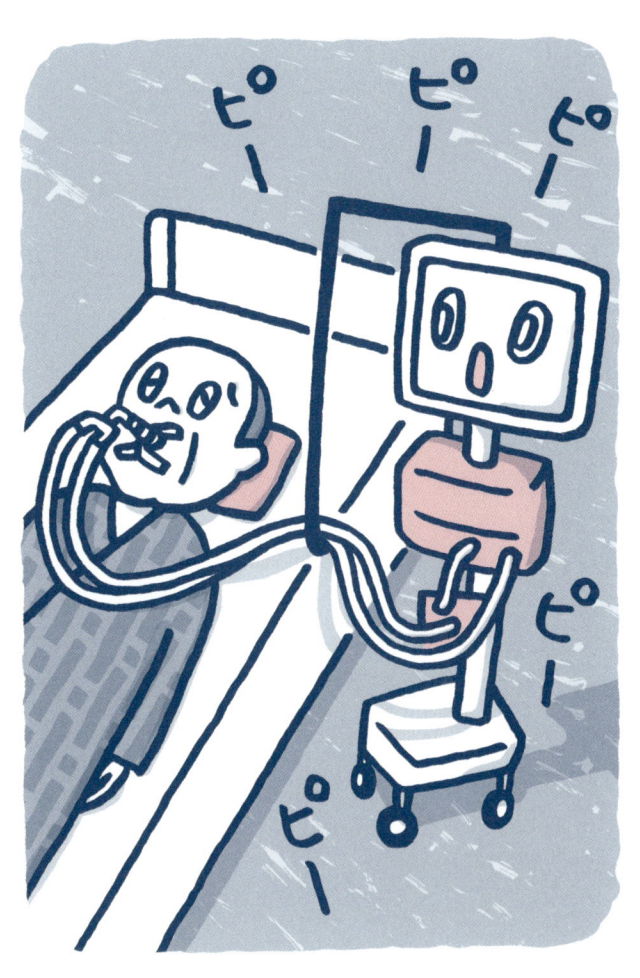

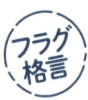フラグ格言

アラームは異常を知らせるフラグである。
「いつものこと」と無視しないこと！

Case 11

心臓血管外科術後の入院患者

夕方の面会時間中、ロビーの見舞い家族から声がかかり、看護師が様子を見に行ったところ、数日前に心臓血管外科手術を受けた患者が意識を失って倒れていた。そばには食物の吐瀉物があった。

直ちに応援要請し、CCUに運ぶよう手配し、速やかに挿管し原因検索を行った結果、右房の血腫で心タンポナーデによるショック状態であることが判明した。

その後、CCUにて緊急ドレナージを実施、さらに緊急手術のために出棟し一命を取り留めた。

フ ラ グ 考 察

💡この事例のフラグは、『心臓血管外科手術後』『意識消失』『人手の多い時間帯』でした。

患者が倒れていたのが夕方で、看護師や医師など人手が多い時間帯であり、原因検索からその後の対応まで迅速に行えたことが功を奏しました。

循環器系のショックは、さまざまな徴候がわかりにくいことがあります。その一方で、心不全や循環異常による低酸素が起こると、患者が自覚して不安を口にするとも言われています。顔色の変化や四肢の冷汗のほか、患者の発言にも注意しておきましょう。

また、循環器疾患では入院中でも循環器系のショックや心停止に陥ることがあるため、それらが発生した場合の対応を常日頃から訓練しておきましょう。

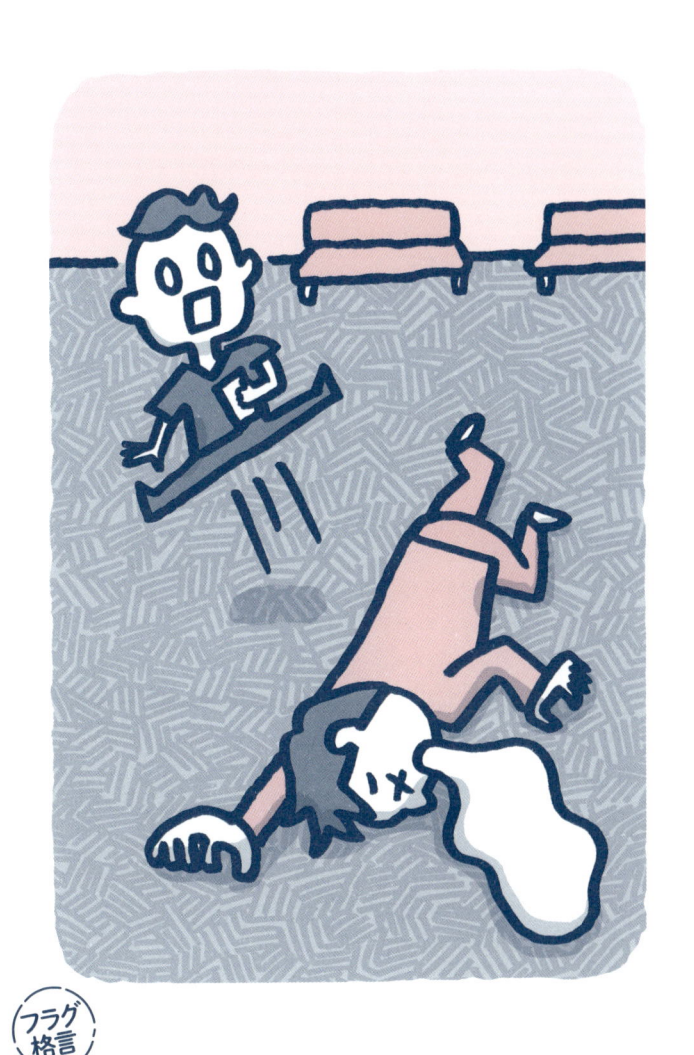

フラグ
格言

心臓血管外科術後や心筋梗塞後患者は、
心破裂や心タンポナーデという
危険と隣り合わせと考えよ！

SBAR

SBARは、医療従事者間のコミュニケーションを迅速かつ効果的に行うための技法で、Situation（状況）、Background（背景）、Assessment（評価）、Recommendation（提案）の頭文字から名付けられました。

例えば、患者急変で迅速対応が求められる状況で、受け持ち看護師からRRTへ患者を受け渡す場合、S→B→A→Rの順に伝達することで、必要な情報を迅速かつ漏れなく提供することができます。

報告者は、患者のカルテ情報やバイタルサインの測定結果などを正確に把握したうえで、「患者に何が起こっているか」（＝S）、「患者の既往歴や現病歴はどういうものか」（＝B）を要領よく伝えます。さらに、「どのように患者をアセスメントしているか」（＝A）、「患者に対してどう対応すべきと考えるか」（＝R）を述べます。

急変という一刻を争う状況の中でSBARの報告を行うことは簡単ではありません。焦る気持ちを抑えながら、必要なことだけを迅速・簡潔・的確に伝えるためには、日頃から訓練を積んでおく必要があるでしょう。

また、報告相手が医師の場合、電話で報告することも多いでしょう。表情や切迫度が見えない電話での報告は、対面での報告以上に、的確かつわかりやすい表現でなければなりません。そのためにも、SBARというツールを活用していくことは、大きな手助けとなります。

第4章

――――

ケア・処置中
の急変

Case 1

繰り返された血圧の低下と上昇

　80代男性の患者。急性心筋梗塞後の心原性ショックに対して、中心静脈カテーテルよりニコランジル、ヘパリン、ドパミンを精密持続投与中。誘因のない血圧低下と、その後の急激な血圧上昇を繰り返していた。心臓超音波検査において左室駆出分画や心筋の壁運動に悪化はなく、心不全傾向もないことが確認された。

　その後も血圧低下が続くため、看護師が患者の全身を観察すると、患者が布団の中で中心静脈カテーテルのラインを握っていることが判明した。患者は重度の認知症で、手元にあるのが点滴ラインということが認識できず無意識に握ってしまい、ラインの屈曲・開放が繰り返されたことによる循環動態変動であった。

フラグ考察

●この事例のフラグは、『認知症』『誘因のない血圧上下』『心臓超音波異常なし』でした。

　循環動態に大きく作用する薬剤は、シリンジポンプで精密持続点滴されますが、流量の変化や停止により急激に血圧低下することがあります。

　薬剤投与ラインは特に気をつけて管理していると思いますが、このようなイレギュラーな事例もあるため、常に薬剤投与ラインが見えるようにしましょう。また、薬剤交換や体位変換後などは複数の看護師でラインを確認しましょう。

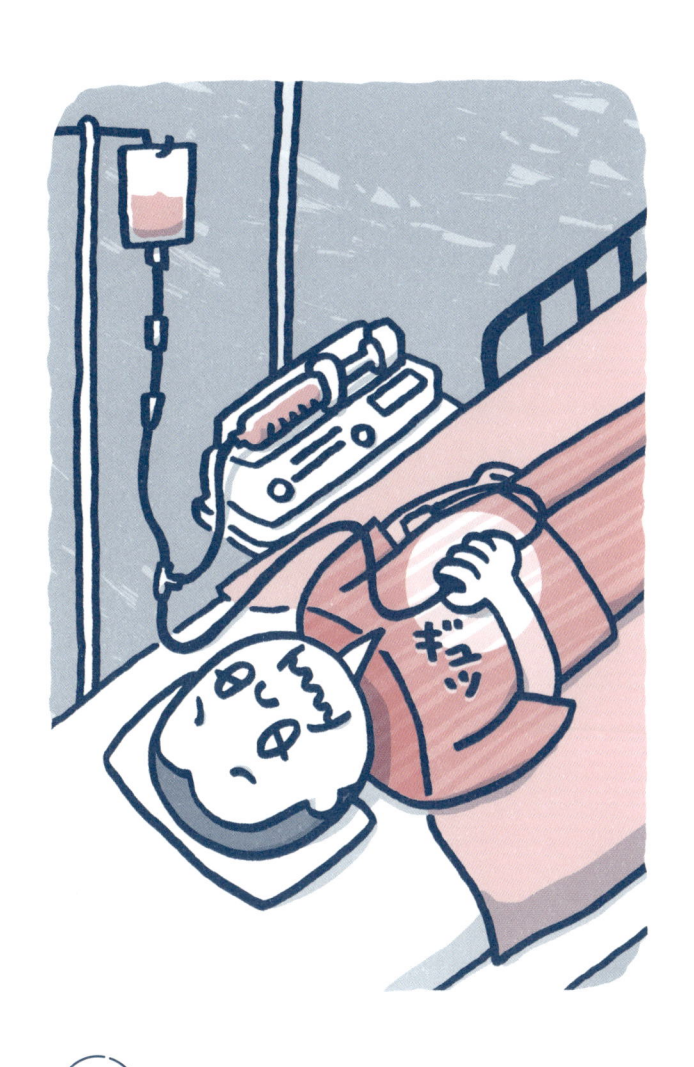

（フラグ格言）

**カテコールアミンの
投与ラインの見える化をせよ！**

Case 2

患者が極度に緊張している

　50代男性の患者。一過性の胸痛から狭心症を疑われ、心臓カテーテル検査を行うことになった。

　今まで大きな検査を受けたことがなく、「私は痛みに弱い」「検査を受けるのが怖い」と話しており、検査前から非常に緊張し、顔がこわばっていた。

　局所麻酔を行ったところ、心拍数30回台/分、収縮期血圧50mmHg台まで低下し、意識レベル低下・ショック状態に陥った。迷走神経反射によるショックと考えられた。

フラグ考察

💡 この事例のフラグは、『緊張』『局所麻酔』などでした。

　検査や治療は医療従事者にとって日常のことですが、患者にとっては非常に緊張するものです。

　特に検査自体が初めてであったり、疼痛を伴う検査の場合は、不安や恐怖、緊張が伴います。

　緊張や不安により、交感神経が優位な状況で不眠状態や疼痛刺激などが加わると迷走神経反射が起こり、血圧低下と徐脈によりショック状態、意識レベル低下が出現します。

　看護師は患者の表情や言動、バイタルサインなどから心理状況を把握し、説明や会話などで緊張を和らげることが大切です。

　また、患者の理解度に合わせた説明で不安を軽減できます。緊張が強い場合は、迷走神経反射の対応を確認しておくことが必要です。

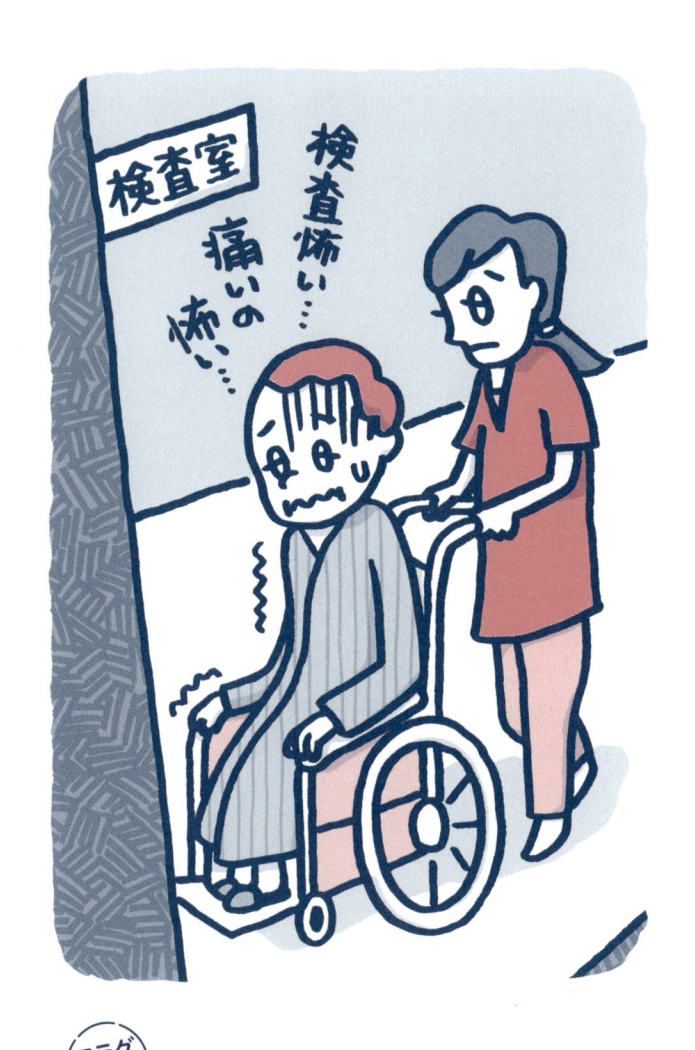

Case 3

突然の気道内圧上昇

80代男性の患者。重症肺炎で気管挿管され、人工呼吸器管理中。肺のコンプライアンス不良で、気道内圧は常に25〜30cmH$_2$Oで経過していた。

看護師は、気管吸引の際、吸引チューブを挿入するのに抵抗を感じるときがあった。喀痰性状は黄色粘性であった。

突然、気道内圧45cmH$_2$O以上となり、気道内圧高値のアラームが鳴り、換気量が低下。気管吸引時にチューブを挿入することができない状況となった。

気管チューブを入れ替えたところ換気量は改善し、気道内圧は低下。気管チューブの内腔には茶色の粘性痰が貯留・乾燥し、閉塞を招いていた。

フラグ考察

💡 この事例のフラグは、『気道内圧』『粘稠痰』『換気量』でした。

気管チューブが閉塞する原因は、痰の貯留や付着、不十分な加湿、気管チューブの屈曲などがあります。気管チューブの閉塞は生命の危機に直結します。

この事例でも、気管チューブが閉塞したと同時に換気量が低下し、重篤な状態になった可能性があります。閉塞の予兆としてチューブを入れる際の抵抗、気道内圧上昇、換気量低下などがあり、粘稠度の高い喀痰が見られる場合は閉塞リスクが高くなります。

十分な加湿、チューブ内狭窄の徴候が見られたら早期に入れ替えの検討など、閉塞前の予防が重要です。

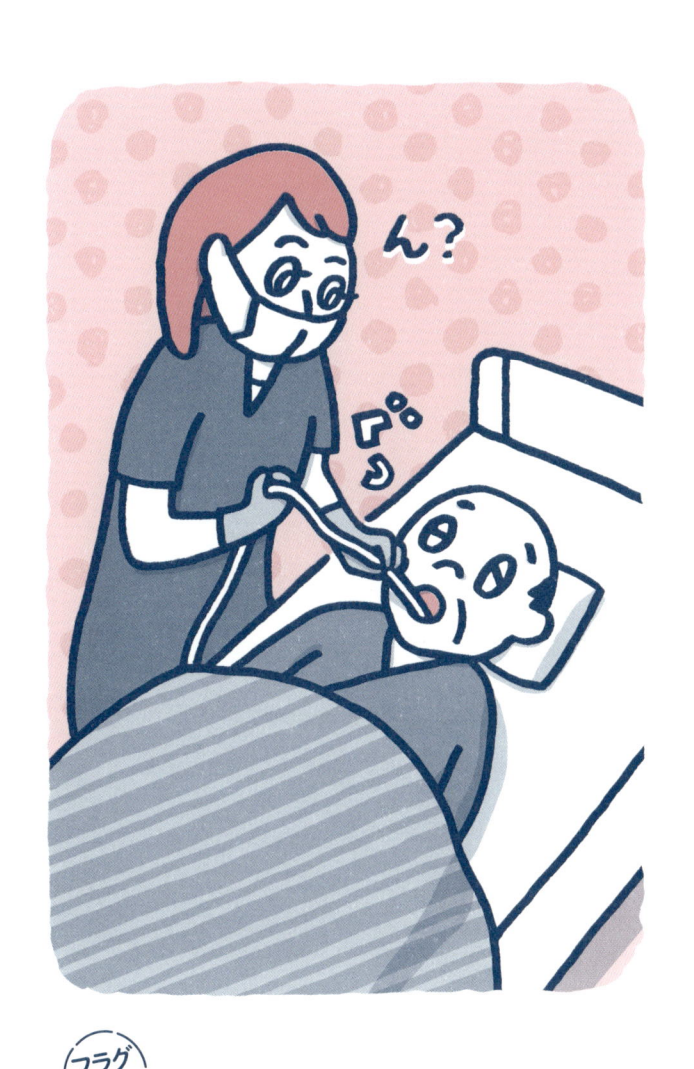

（フラグ格言）
気管チューブの
痰詰まりによる急変は多い。
アセスメントのうえで正しく吸引せよ！

Case 4

食事行動に問題のある患者から一瞬目を離した

　知的障害がある64歳の女性患者。尿路感染と発熱を認め、抗菌薬と解熱鎮痛薬の投与にて治療中であった。

　発熱が続いていることから、ぐったりしていることが多かったが、食事はほぼ全量摂取しており、売店で購入した豆大福を分割してお茶と一緒に摂取中であった。担当看護師は、ゆっくりと食べるように声をかけて見守っていたが、患者が「大丈夫だから」と言ったため、その場を離れた。

　別の患者を訪室した後、あらためて担当看護師が様子を確認すると、ベッドサイドに足を垂らし、臥床したまま反応がない患者を発見した。直ちにコードブルーを要請し、心肺蘇生法を開始した。

フラグ考察

💡 **この事例のフラグは、『知的障害患者』『食事摂取』『持続する発熱』でした。**

　知的障害がある方は食事摂取時の問題動作が多いため、患者が「大丈夫」と言っても、そばで見守る必要がありました。

　また、発熱が持続しているため、体力が消耗している可能性があり、普段よりは調子が良くないと考えられます。患者が「大丈夫」と言う中でも看護師としての想像力や判断力が求められる事例でした。

　発見時に意識があってチョークサインを呈している場合は、背部叩打法や咳払いで気道を開通することが必要です。

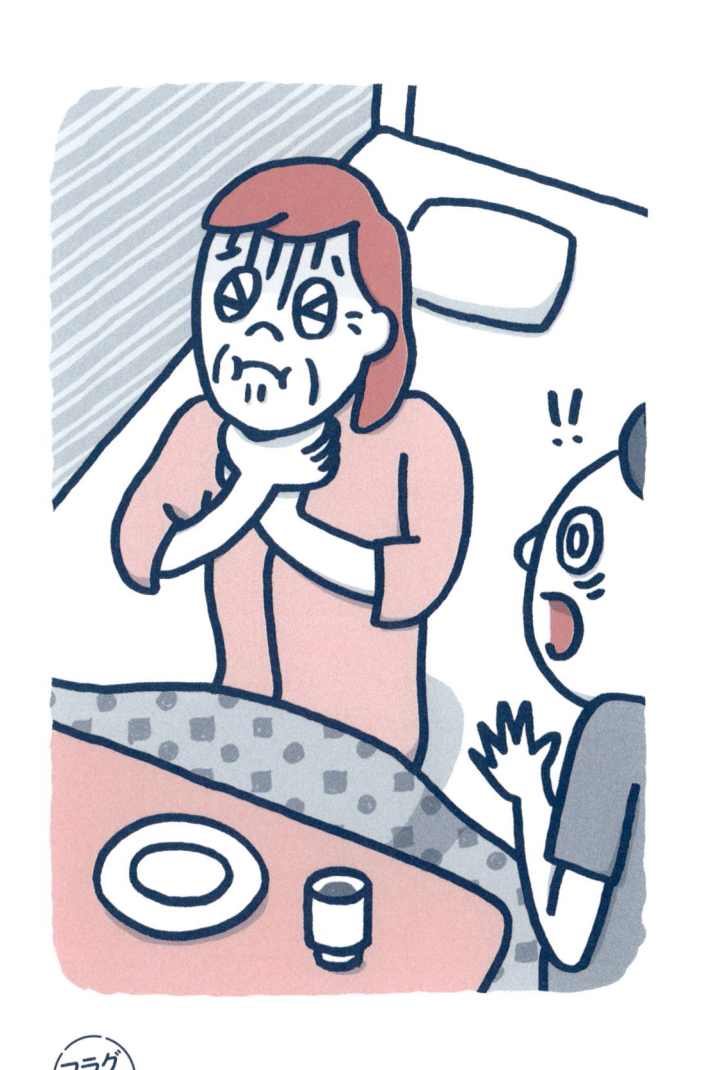

フラグ
格言

食事に問題のある患者なら
目を離さずサインを見逃すな！

Case 5

脳卒中後の MRI検査

　脳出血で入院している40代女性の患者。入院3日目、血流と血腫の評価のためにCTとMRIを受けた。

　CTは問題なく終了したが、MRI実施中にけいれんが生じている状況を診療放射線技師が発見。その場にいた医師と看護師でジアゼパム投与と気管挿管を行い、患者を脳神経集中治療室へ帰室させた。

フラグ考察🔍

💡 この事例のフラグは、『脳出血発症3日目』『画像検査』『けいれん』でした。

　脳出血をはじめとする脳卒中後は、脳の局所的な障害や血液分解物質の大脳皮質への刺激により、てんかん発作が出現しやすい状態ですが、それがいつ起こるかの予測は困難です。

　てんかん発作では、意識レベルの低下、呼吸抑制などにより命にかかわる重篤な事態につながる可能性があります。

　この事例のように検査中にてんかん発作が出現することもありますが、CTやMRIの最中は観察野が狭くなるうえ、患者から離れるために観察が難しくなります。

　また、集中治療室や病棟でない環境だと物品の場所や勝手も違います。それに加え、周囲の医療者が油断しやすい状況でもあるでしょう。

　「検査中にもてんかん発作が出現するかもしれない」という意識を医師や看護師、診療放射線技師などと共有し、緊急時の対応を検討しておきましょう。

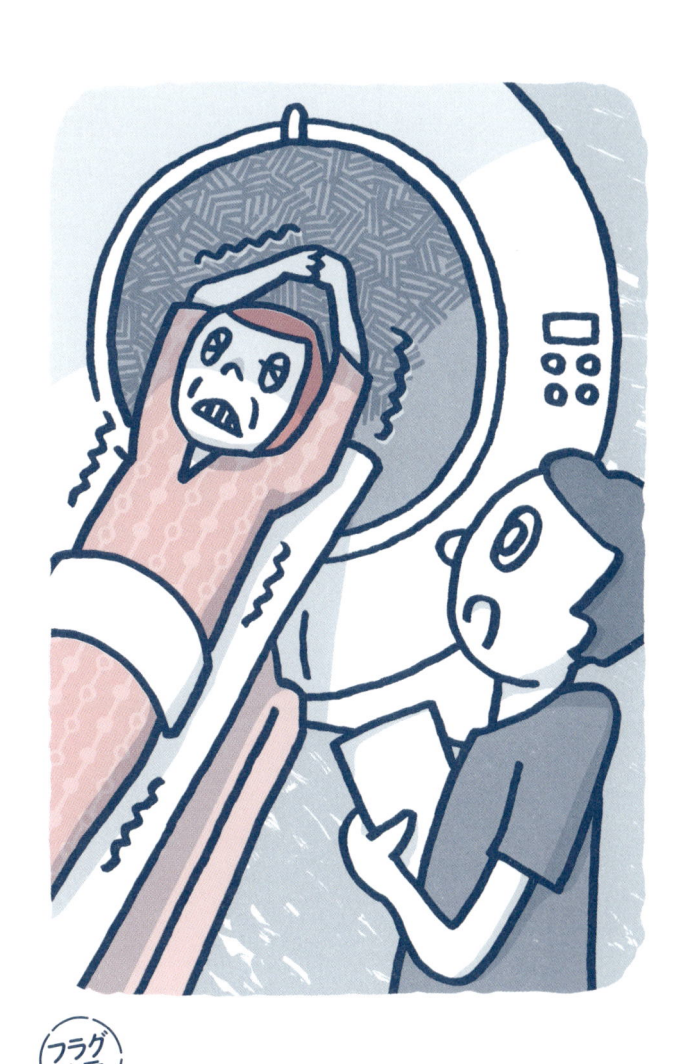

フラグ格言

MRIやCT検査中は死角が多く
患者評価がしにくい。脳出血術後など
リスクの掛け算で注意を絞ろう！

Case 6

「胸痛」だけど異常なし

　胸からみぞおちあたりの疼痛を訴えて来院した、60代女性の患者。12誘導心電図を行ったが異常所見は認められなかった。血液検査では心筋トロポニンT陰性、心筋酵素上昇なし。軽度貧血はあるが、他の所見に異常なし。

　疼痛が軽減したため帰宅したいとの訴えがあったが、軽度貧血から消化器疾患も可能性として考えられたため入院対応として、緊急で消化管内視鏡検査を行ったところ、重症十二指腸潰瘍の所見が認められた。

フラグ考察

●この事例のフラグは、『胸痛』『みぞおち』『軽度貧血』でした。

　胸痛として表現される疾患は多く、また腹痛も同様です。いずれも緊急度の高い疾患から、待機的な疾患までを含み、一概に判断することは難しいと言えます。

　「みぞおち」は腹部なのか胸部なのか──。一般の方であれば回答が分かれるでしょうが、看護師は、疼痛部位からある程度疾患を予測し、この事例では軽度貧血を見逃さず情報収集し、原因検索を進めていきます。

　そのため、疼痛部位を正確に把握することは最善の治療につなげるために極めて重要です。

　問診だけで痛みの部位を正確に把握することは難しく、実際に痛むところを触ってもらい、肉眼的にも確認することが、迅速にケアを行うための第一歩です。

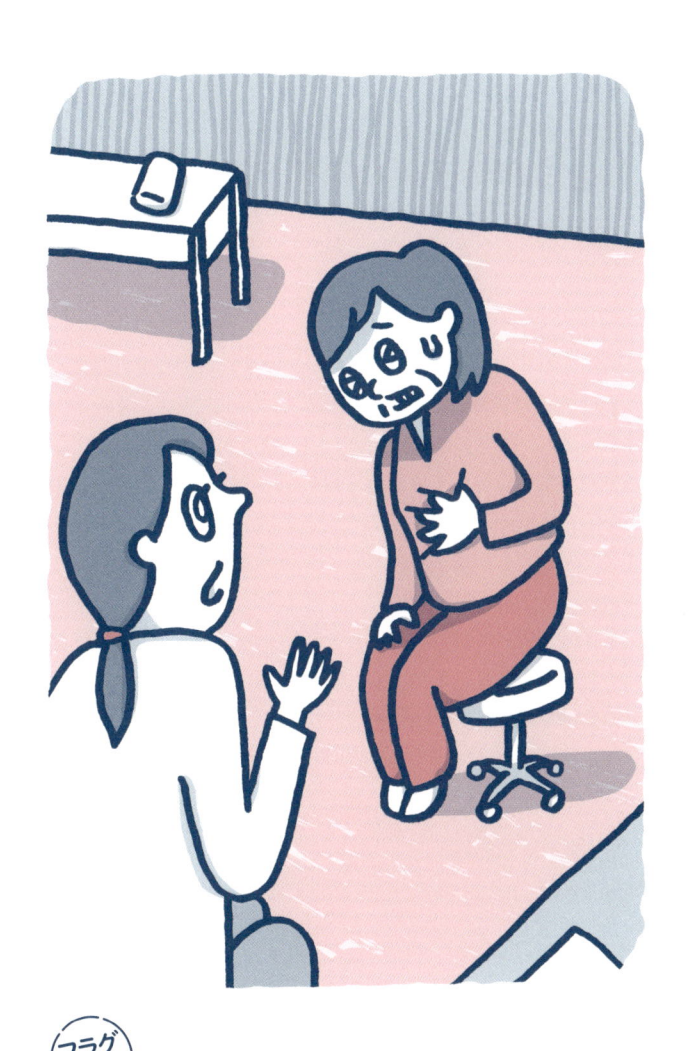

胸痛の原因が
実は胸にはないこともある。
痛みは限定的に捉えるな！

Case 7

高齢の精神疾患患者の食事

　統合失調症があり、自宅で転倒し左大腿骨頸部骨折の治療のために精神科病棟に入院となった83歳の男性患者。術後は順調に経過し、食欲もあった。

　患者が食事を自力で摂取し始めたのを確認した看護師はその場を離れ、別の患者の食事のセッティングに移った。しかしその後まもなく、看護補助者がぐったりしている患者を発見し、応援要請した。

　看護師が駆け付けると、患者は顔面蒼白で呼吸なし。食事は冷やし中華であり、半量くらい摂取していた。背部叩打法と吸引で異物を除去し、ICU転棟となった。

🔍 フ ラ グ 考 察

💡**この事例のフラグは、『統合失調症』『窒息』でした。**

　高齢者が食事による窒息を起こしやすい基礎疾患として、統合失調症やパーキンソン病が挙げられます。

　本事例では統合失調症があり、窒息のハイリスクであるため食事形態として麺類（冷やし中華）が適切だったかが問われます。特に精神科病棟では窒息リスクの高い患者が多いため、食事時には危険性を考慮し、看護師がそばで早期対応に備えることが重要です。

　発見時にはすでに呼吸がなく、口腔内に麺が詰まっていたため、速やかな異物除去が必要となりました。背部叩打法により異物が除去され気道が確保でき呼吸再開につながりました。

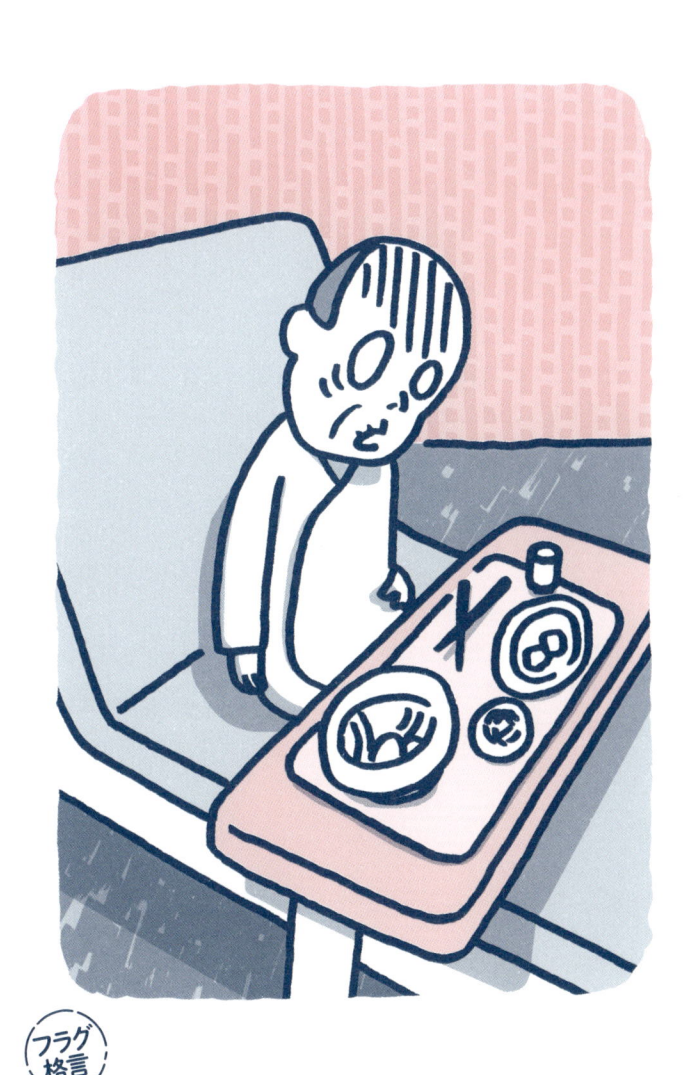

（フラグ格言）
精神疾患と神経認知機能低下患者は
「窒息」フラグと捉えよ。
食事中に患者から目を離すな！

Case 8

認知症患者対応時の違和感

　重度の認知症の80代男性の患者。るいそうが著しく仙骨部に褥瘡があり、スルファジアジン銀クリームで処置されていた。スルファジアジン銀クリームを含む褥瘡処置用品は、患者のベッド脇の棚で管理されていた。

　看護師が褥瘡処置を行おうとした際、処方されたばかりのスルファジアジン銀クリームがほぼ空になっていた。他の看護師に確認したが、使用した看護師はいなかった。

　まさかと思って患者の口腔内を確認すると、スルファジアジン銀クリームの臭いがした。緊急で救命処置室へ搬送し、胃洗浄を行ったところ、軽度の胃粘膜炎症となった。

フラグ考察

💡**この事例のフラグは、『重度認知症』『処置用品』でした。**

　認知症の患者数は増え続けており、入院時からすでに認知症である場合、入院の要因となった原疾患と認知症それぞれに対処する必要が出てきます。

　認知症の場合、認知機能の低下から食物以外のものを食物だと誤認し、異食につながることがあるため患者のベッド周囲は常に環境整備しておく必要があります。

　口腔内に入れて窒息する恐れのあるもの、容器に入った薬剤などは食物と誤認する可能性が高いため、ベッドサイドで管理しないことを徹底しましょう。

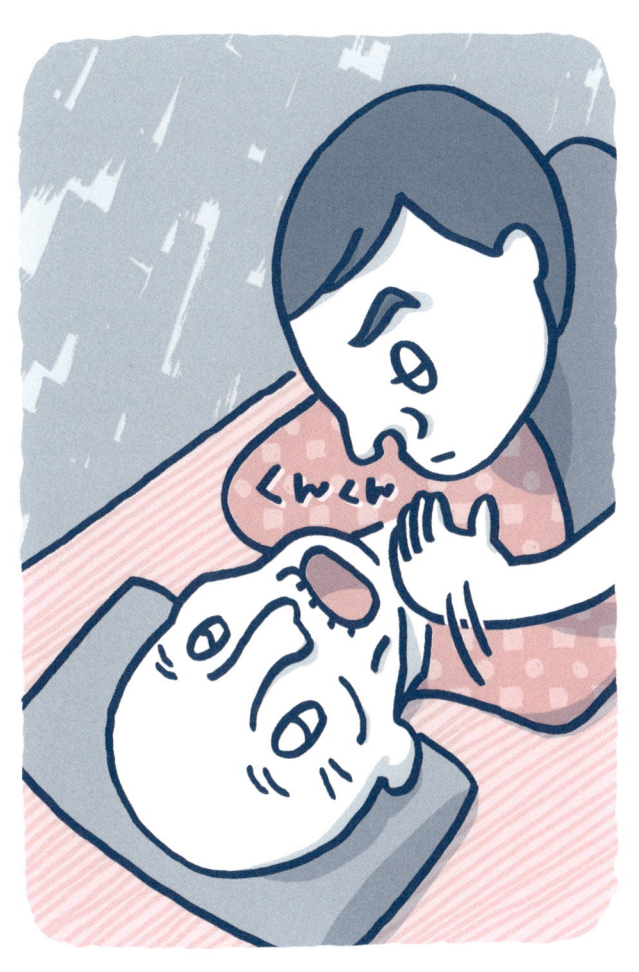

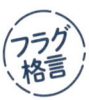フラグ格言

認知症患者に対する環境整備は、
想定以上のことを考えて入念に行え！

Case 9 アドバンス

鼻出血後に不穏状態となりSpO₂低下

　脳梗塞を発症した80歳の女性患者。意識レベル低下、抗凝固療法中、誤嚥性肺炎併発。経鼻カニュラにて酸素2L投与で呼吸状態は安定していたが、気道分泌物が多く自己排痰は困難だった。準夜勤帯で鼻腔吸引後、止血に難渋する鼻出血があり、タンポンガーゼで圧迫止血した。

　朝方、患者はいびきをかいて寝ていたが、体位変換後に患者の体動が激しくなり、SpO₂ 60％まで低下し、全身チアノーゼが出現、心肺停止に至った。

　直ちに心肺蘇生法を行ったところ、口腔内よりコアグラ（血塊）を多量に喀出した。

🔍 フ ラ グ 考 察

💡この事例のフラグは、『抗凝固療法中』『鼻出血』『いびき』でした。

　本事例は、鼻出血による大量の血塊が窒息の原因となったものです。

　抗凝固療法中の鼻出血は止血に難渋することが多く、一見止血できているように見えても、副鼻腔内に貯留してコアグラを形成している場合があります。それが咳嗽や体位変換時に気道へ流れて窒息するケースがあるため、耳鼻科や外科の診察、ボスミンタンポンガーゼ処置が必要です。

　体位変換時は、血塊のみならず喀痰なども含めた窒息リスクがあること、緊急時は直ちに徒手換気し、二酸化炭素の拡散と血中酸素濃度を上げてから吸引を実施しましょう。

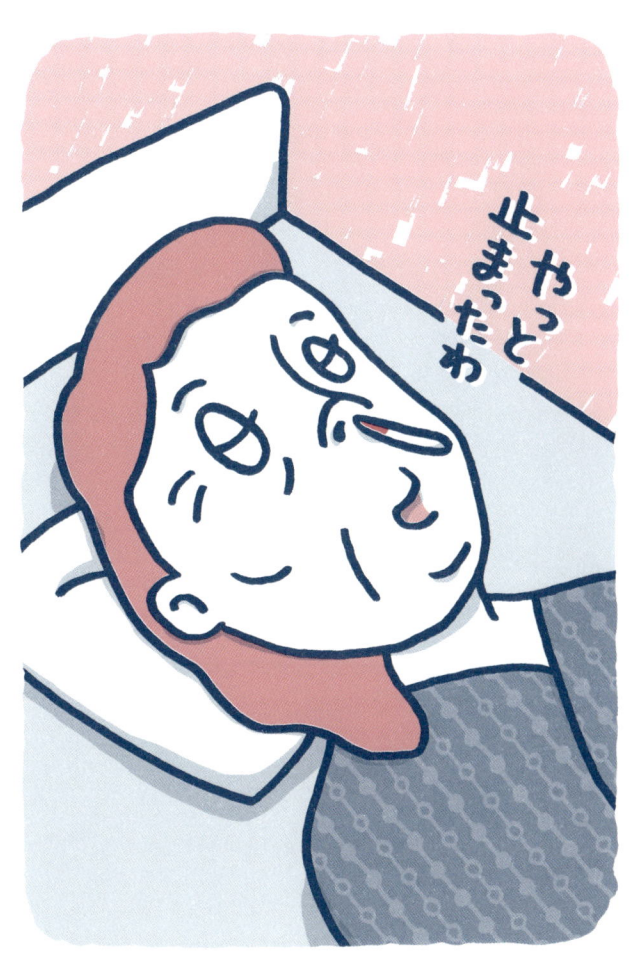

やっと止まったわ

フラグ格言

血塊や舌根沈下も窒息の原因。
急激な心停止に至るフラグ！

アーチファクト

早期胃がんで腹腔鏡下胃切除術を受けた患者がいました。特に既往歴はありません。大きな合併症もなく経過していた術後4日目、突然、ナースステーションのモニタがけたたましいアラームを響かせます。慌ててモニタに目をやるとVTの波形。看護師が最悪の状況を考えながら病室へ急ぐと、そこには歯磨きをしている患者の姿が——。

これがモニタを扱う看護師界隈で有名な「歯磨きVT」です。歯磨きの動作の影響で、実際はありもしない不整脈がモニタに表示されてしまう現象であり、読者の中にもこれでヒヤッとした経験のある看護師がいるのではないでしょうか。

こうした「歯磨きVT」は、生体信号に混入するノイズであるアーチファクトが引き起こしたものです。アーチファクトの原因としては、体動や筋肉の緊張による振動、呼吸性変動、電極コードの外れや接触不良、交流電源などが挙げられます。

アーチファクトは患者が活動するうえでどうやっても発生してしまうものですが、看護師として重要なことはアーチファクトが発生する状況を放置しないことです。特にコードの断線や接触不良によるアーチファクトは早急に対応しましょう。

アーチファクトが原因で常に不整脈アラームが鳴っていると、いつしか慣れが生じて「また接触不良でしょ」と思ってしまうことがあります。こうなると本当に不整脈が出現していても気づくことができず、最悪の状況になってしまうかもしれません。日頃からなるべくアーチファクトを排除し、正しいアラームだけが鳴る環境を整えておくことが大切です。

第5章

移動・搬送中
の急変

Case 1

呼吸状態の悪い患者が
トイレから出てこない

　間質性肺炎の急性増悪で入院した女性患者。一時はHFNCを使用したが、安静時の酸素需要は安定し、1LカニュラでSpO_2 90％を維持できるまで回復した。しかし、ベッド周りでの軽労作でも一過性にSpO_2 80％未満に低下するため、自宅での生活は困難と考えられ、転院予定となっていた。

　ある夜、トイレへの付き添いを依頼するナースコールがあり、本人の尿意が切迫していたため酸素カニュラを装着せず車椅子で搬送した。患者は急いでそのまま個室トイレ内に入り、「終わったら呼びます」と話したため、看護師は少しその場を離れた。しばらくコールがなかったため確認すると意識がなく、心停止状態でコードブルーとなった。

フラグ考察

💡 この事例のフラグは、『SpO_2 80％未満』『酸素なし』『トイレ』でした。

　日常生活を送るうえで、低酸素状態を許容せざるを得ない病態であっても、体動や努責などの労作による酸素需要の増加は、意識障害を引き起こすリスクがあり要注意です。

　そのため、病態と労作時の低酸素を避ける重要性とリスクを患者と共有し、移動には余裕を持ってナースコールするよう協力を得る必要があります。トイレなどプライバシーに配慮して観察できない環境では、声をかけて確認するようにしましょう。

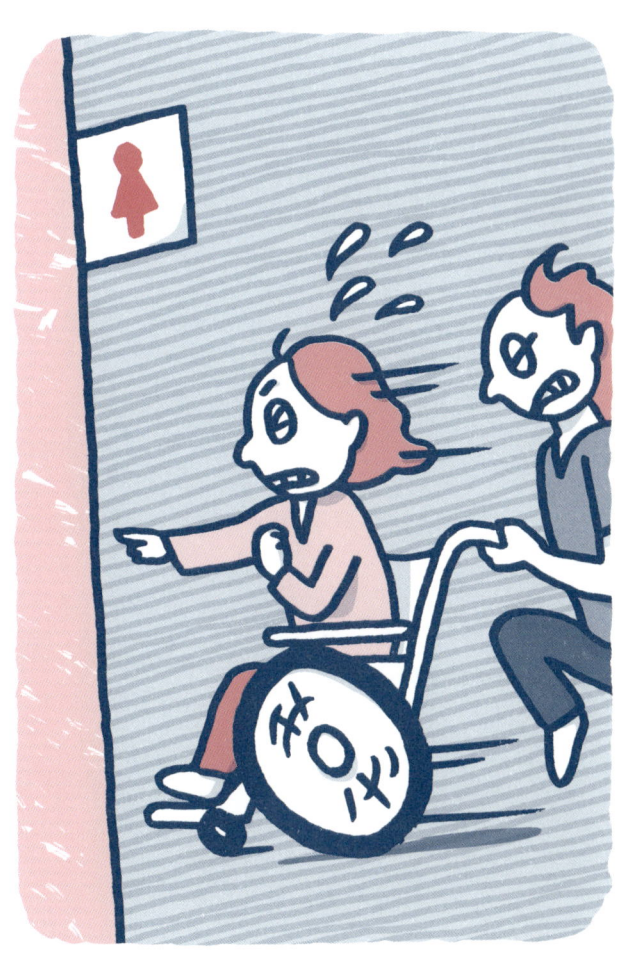

フラグ格言

一過性でもSpO₂ 80％未満となる状態で、
酸素なしは無謀と考えよ！

Case 2

体位変換時に呼吸状態悪化

　85歳の男性患者。脳出血で開頭血種除去術後、誤嚥性肺炎で抜管困難、気管切開となった。

　気管切開術後当日、気管切開チューブが体位変換時に引っ張られて抜けかかったため、看護師が慌ててチューブを押し込んだ。すると、換気量0、EtCO2波形消失、血圧、心拍数ともに上昇、SpO2 60%台へ低下、顔面紅潮、体動が激しくなったため、ドクターコールした。

　その後、全身チアノーゼも出現したため、気管切開チューブの逸脱・迷入を疑い、気管切開チューブを抜去し再挿入したところ、容体は安定した。

フラグ考察

💡この事例のフラグは、『体位変換』『気管切開チューブの逸脱・迷入』でした。

　逸脱した気管切開チューブを、そのまま押し込むと皮下に迷入し、換気困難から心肺停止となる恐れがあります。重要なのは「換気可能かどうか」です。

　換気可能な場合は、バイタルサインを測定しつつ医師の到着を待ちます。換気不可な場合は医師到着までに心肺停止となる可能性が高いため、気管切開チューブは抜去し、気管切開孔（または口腔）から徒手換気を行うことも緊急対応時の選択肢の一つとなります。

　予防策としては、気管切開チューブ固定ホルダーを使用し、体位変換は人工呼吸器の蛇管と気管切開チューブを保持しながら、安全確認のうえ行うことです。

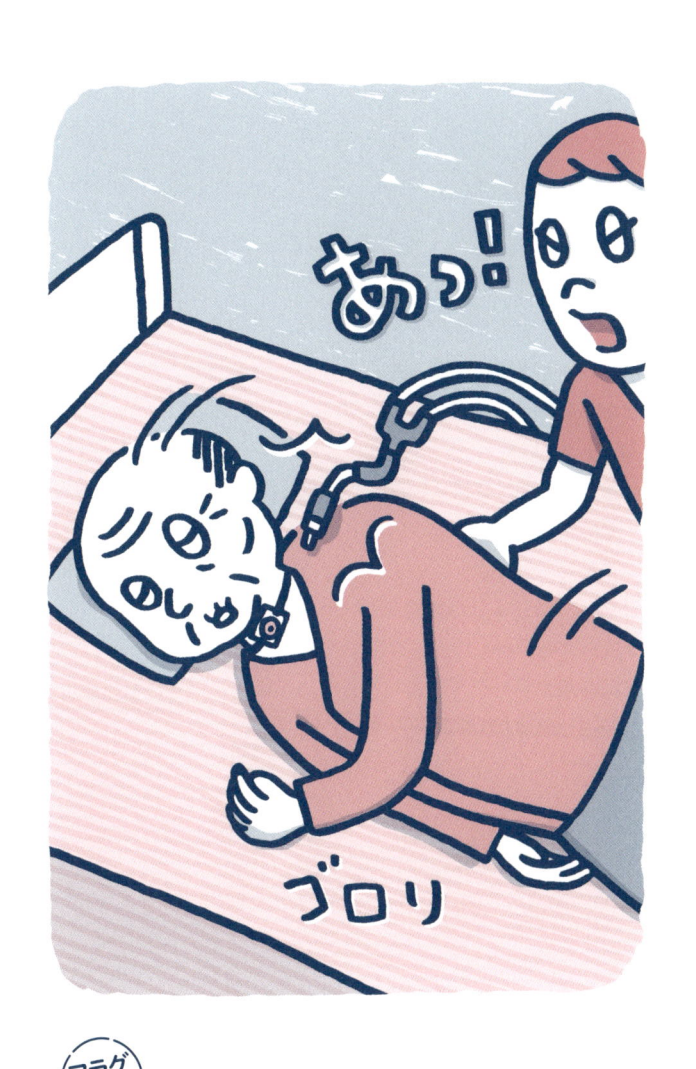

あっ！

のしめ

ゴロリ

フラグ格言
体位変換や移乗時の
「事故抜去」を起こさない！
事故抜去発生時は、素早く判断し行動せよ！

Case 3

緊急時の搬送中に不整脈出現

　胸痛を訴えて救急搬送された50代の男性患者。12誘導心電図および血液検査で急性心筋梗塞の診断、緊急カテーテル検査（PCI）となった。

　救命処置室で処置後、モニタ装着と救急蘇生用品を携えたうえで心臓カテーテル室へ移動中、エレベーター内で心室頻拍が出現した。

　搬送介助していた看護師2人が心臓マッサージ、バックバルブマスクを使用した人工呼吸で対応しつつ、応援の看護師とともに心臓カテーテル室まで移動し、除細動と気管挿管を実施。洞調律に復帰し、無事にPCIを行うことができた。

フラグ考察

💡この事例のフラグは、『胸痛』『急性心筋梗塞』『エレベーター内』『救急蘇生用品』でした。

　急性心筋梗塞後では、心室細動や心室頻拍といった致死性不整脈が発生しやすくなります。

　致死性不整脈の出現時は、血液の拍出ができなくなり、脳虚血に陥るため、速やかな心臓マッサージと除細動が不可欠です。

　しかし、病棟やICUなど物品や人員がしっかりと確保されている場所で致死性不整脈が出現するとは限りません。この事例のようにエレベーター内や移動中など物品や人員が十分に整っていない状況でも対応できるように、さまざまなシチュエーションを考慮してトレーニングしておくことが大切です。

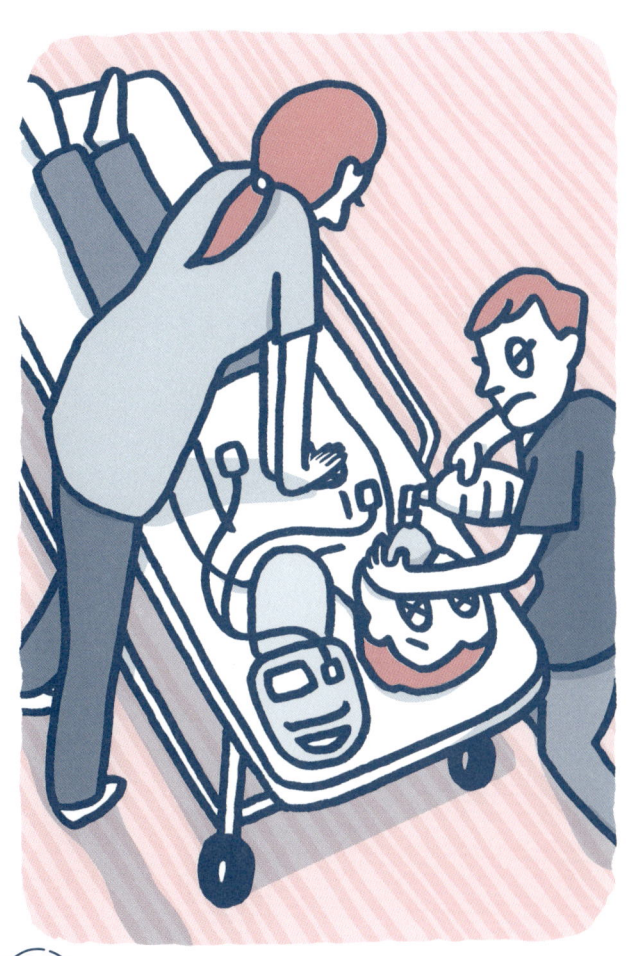

フラグ格言

搬送中に潜む急変リスクを予測し備える。
最小限の「モノ」「ヒト」で対応する
トレーニングを念入りに行え！

Case 4

今までになかった 強い頭痛の出現

　高血圧および肺炎で入院している65歳の女性患者。片頭痛の既往あり。

　突然、頭を殴られたような頭痛と嘔気が出現してナースコールがあった。「大丈夫。少しキツイけれど、いつもの片頭痛だから鎮痛薬をちょうだい」と看護師に伝えた。瞳孔や神経所見に問題はなく、鎮痛薬の服用で様子を見ていた。

　しかし、3時間後トイレで意識レベルが低下しているところを他の患者に発見された。ベッドへ移動し、気管挿管と人工呼吸器管理を開始。CTにてくも膜下出血と診断、脳動脈瘤クリッピング術後にICU入室となった。

🔍 フラグ考察

💡この事例のフラグは、『突然の殴られたような頭痛』『いつもの頭痛』『既往の高血圧』でした。

　患者は精査はされていませんでしたが、もともと脳動脈瘤を患っていた可能性があります。

　最初の頭痛出現が初発のくも膜下出血であり、トイレで排泄中に血圧が上昇して再破裂を招いたと考えられます。

　「いつもの片頭痛だから」という言葉を鵜呑みにするのではなく、『突然の頭を殴られたような頭痛』という典型的なフラグに加え頭蓋内圧亢進による嘔気の出現時に、バイタルサイン測定や詳細の聞き取りを行うべきでした。そのうえで医師に報告・相談し、診察から頭部CTへつなげていれば、早期発見・早期対応ができていたでしょう。

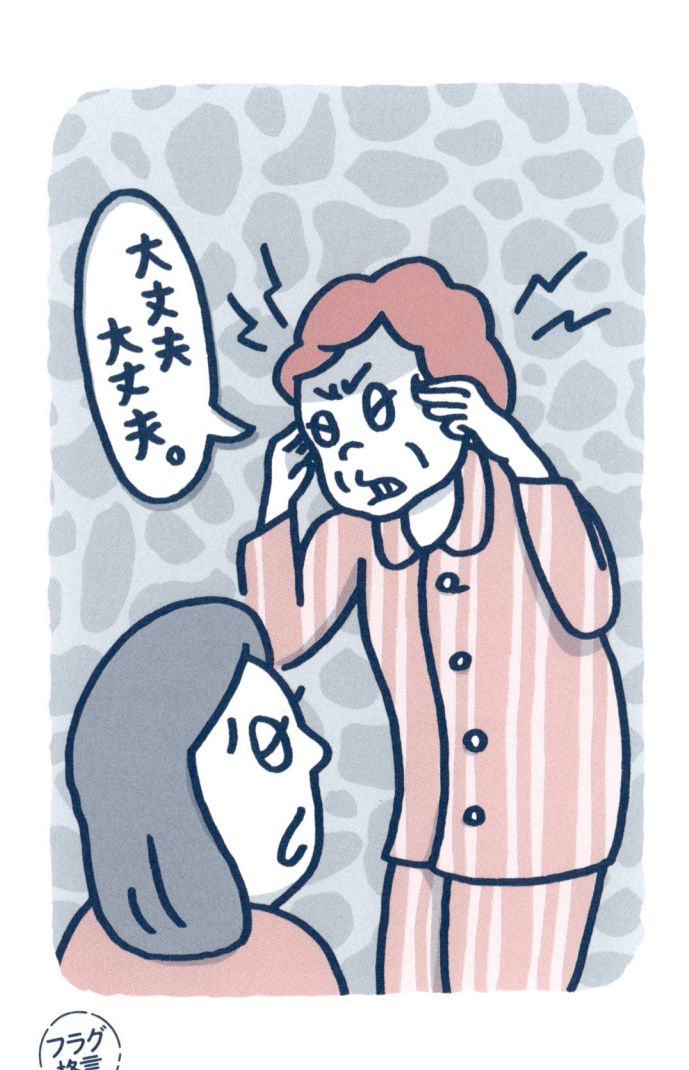

フラグ
格言

突然の、これまで経験したことがない
頭痛は典型例。神経所見に異常が
なかったとしても、くも膜下出血を疑え！

Case 5

歩行やケア時に意識が無くなることがある

　71歳の男性患者。膵臓がんにより膵頭十二指腸切除術を受けた後、順調に経過していた。

　術後8日目、患者はトイレ歩行時に突然直立不動となり一点を凝視し、看護師の声かけも聞こえず、便器に座って1分程度で意識が改善した。冷汗などのショック症状はなかった。その後、頭部CTと採血を実施したが、心拍数100回/分と洞性頻脈で、モニタ類を装着して経過を見ていた。

　術後9日目のトイレ歩行介助時、排便を済ませた後にベッドへ戻ったところ背中に発汗あり、意識消失し徐脈となった。心電図は心室細動であり心肺蘇生法を開始。その後、ICU転棟となった。

フ ラ グ 考 察

💧 この事例のフラグは、『意識消失』『いつもと違う』『発汗』でした。
　「いつもと違う」を放置せずに、立位になると症状が出ていることから、急変を予測して看護師がずっと患者のそばから離れなかったため、速やかな初期対応につながりました。
　歩行時の一点凝視や、反応がいつもと違うところは、状態変化のサインであり見過ごしてはいけません。検査やモニタリングの継続などは早期発見につながり推奨される行為です。背中の発汗は冷汗であり、虚脱症状による排便がショックのサインであった可能性があります。

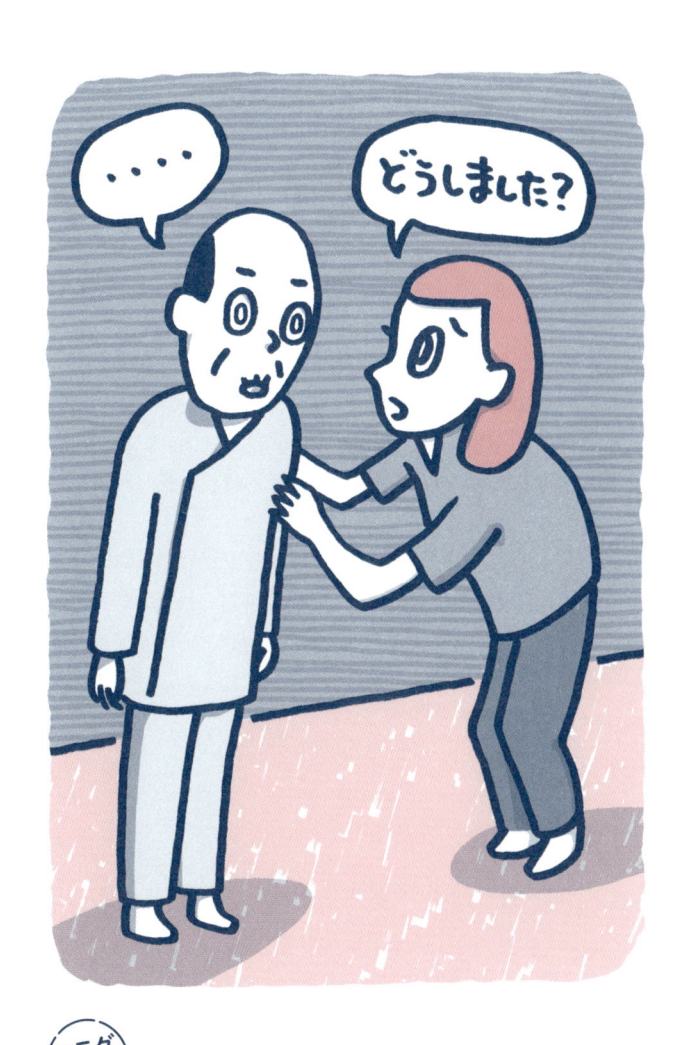

Case 6

肥満患者の 上気道閉塞

肺胞低換気症候群（肥満低換気症候群）に肺炎を併発して意識レベルが低下し、救急外来に搬送された68歳の女性患者。身長140cm、体重85.4kg、BMI43.6、発熱およびシバリングあり。SpO2は測定困難で、酸素3Lマスクを投与中。血液ガス検査でPCO2 53mmHg、PO2 120mmHg。

CT検査をしていたところ、心室頻拍が出現し、心肺停止となった。心肺蘇生を行ったが、肥満のため気道確保に難渋した。心拍再開したものの心室頻拍が頻発。心臓カテーテル検査では冠動脈の明らかな狭窄なし。低酸素脳症に陥った。

フラグ考察

💡 この事例のフラグは、『意識レベル低下』『BMI 43.6』『SpO2測定困難』でした。

搬送後のCT検査中の背臥位・枕挿入で顎を引く姿勢となった際、舌根沈下から上気道閉塞を来し、窒息して心肺停止となった事例です。

シバリングによる末梢血管収縮でSpO2測定困難であり、とりわけフィジカルアセスメントが重要な局面でした。上気道閉塞時にはシーソー呼吸となり、一見して呼吸をしているように見えますが、まったく換気できていません。

CT検査への移動時の呼吸パターン観察、頸部聴診による上下気道狭窄音の確認、チアノーゼの有無が重要であり、必要時には肩枕挿入、下顎挙上、経鼻エアウェイ挿入などによる気道確保が求められます。

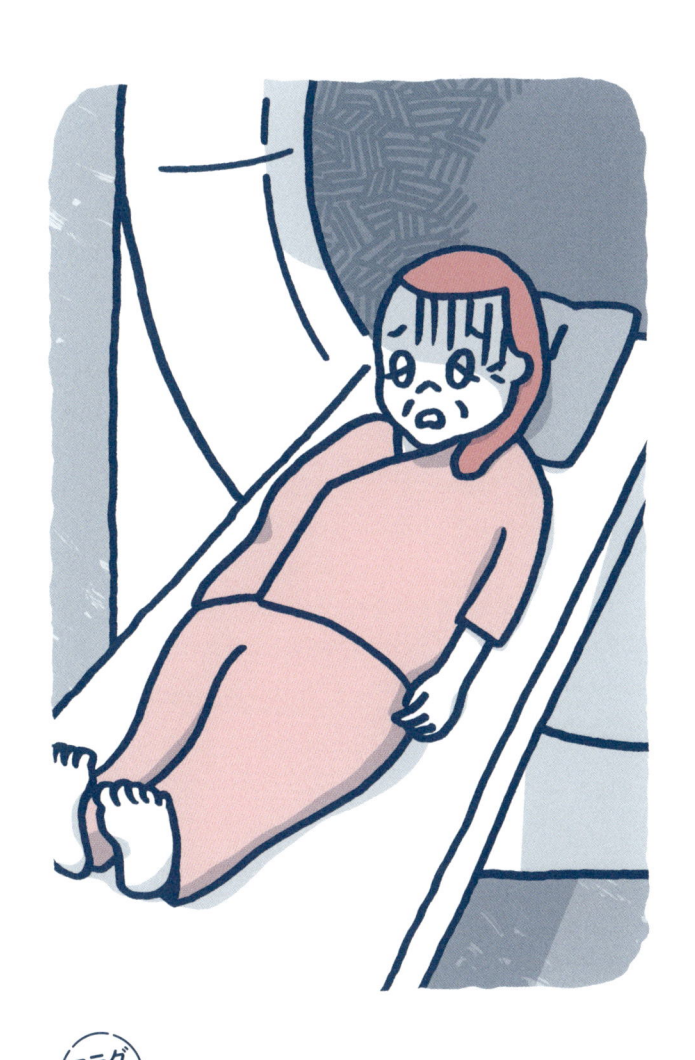

肥満であることは
呼吸状態悪化のハイリスク。
原疾患に加えてその影響に備えよ！

Case 7

骨折術後の移動

20代男性の患者。右足関節複雑骨折で観血的整復固定術を受けた。術翌日から、深部静脈血栓症予防のための下肢運動を行っていた。

術後5日目、松葉杖を使用して病棟内を移動していた際に意識消失および心肺停止。直ちに病棟看護師が心肺蘇生法を試みた。

肺血栓塞栓症が疑われたため、心臓カテーテル室へ移動。血栓が大きくカテーテルでの回収は困難と判断され、緊急で開胸による血栓回収術が行われた。術後はICUへ入室、後遺症なく退院していった。

フラグ考察🔍

💡 **この事例のフラグは、『観血的整復固定術後』『深部静脈血栓』『意識消失』『心停止』でした。**

術後の深部静脈血栓形成や肺血栓塞栓症は、看護師が最も注意しなければいけない病態の一つです。特に、整形外科の手術や骨盤腔内の手術は、深部静脈血栓が発生しやすいため、より注意が必要であることは覚えておきましょう。

疾患や手術などを理由として、安静や運動制限により筋肉収縮によるポンプ作用がうまく働かず、静脈血が血管内にうっ滞して血管内血栓が発生します。安静や運動制限の解除後、運動した際に血管内血栓が遊離して肺血栓塞栓症が引き起こされます。

離床開始時だけでなく、その数日後にも肺血栓塞栓症は発症することを認識しておきましょう。

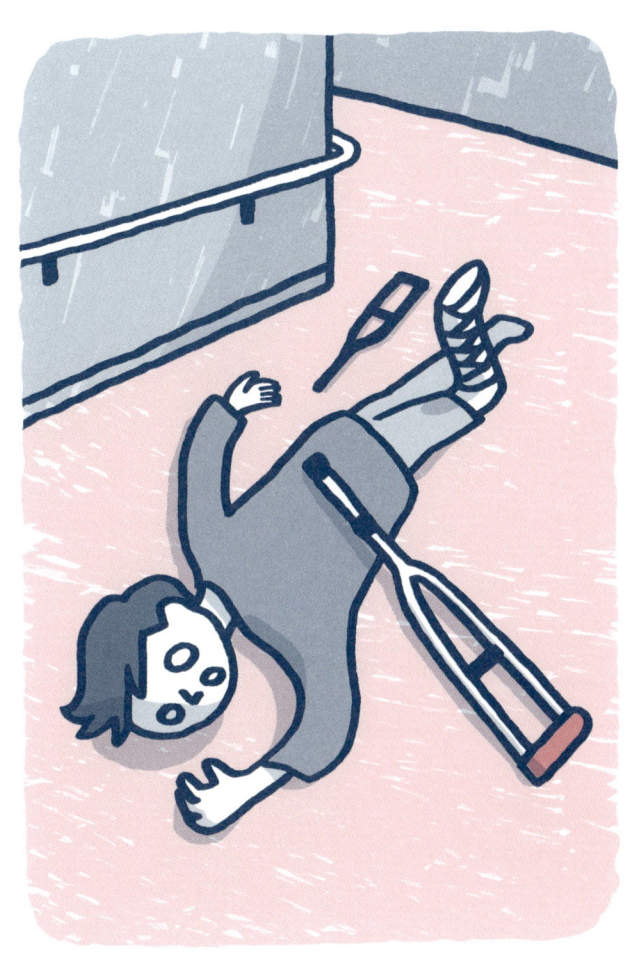

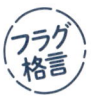フラグ格言

離床時の肺血栓塞栓症はよく知られる。
術後数日でも気を抜くな！

索引

あ

悪性リンパ腫 — 14,34
あくび — 122
圧痛 — 114
アラーム — 82
アルコール性肝障害 — 98
アレルギー — 104
意識消失 — 12,40,46,134,166,170
意識変容 — 32
意識レベル — 30,54,168
一過性脳虚血発作 — 14
いびき — 28,54,154
インフュージョンリアクション — 56
うつ — 22
エアリーク — 126
壊死性筋膜炎 — 52
炎症 — 42,92
嘔吐 — 46,48,58

か

外痔核 — 84
外傷 — 50
覚醒不良 — 130
下肢浮腫 — 124
画像検査 — 146
換気量 — 142
肝硬変 — 46
肝障害 — 30

気管切開チューブ — 160
起坐呼吸 — 38
気道内圧 — 132,142
気道分泌物 — 94
胸腔穿刺 — 78
胸痛 — 148,162
緊張 — 140
けいれん — 16,146
血圧低下 — 46,50,70,86,102,104,118,120
血液分布異常性ショック — 60
解熱鎮痛薬 — 72,90
下痢 — 48
高カロリー輸液 — 110
抗凝固療法 — 154
口腔ケア — 94
高血圧 — 164
向精神薬 — 24
興奮 — 12,18,26,42
硬膜外血腫 — 31
硬膜下血腫 — 30
誤嚥性肺炎 — 72
コードブルー — 24,28,34,38,44,48,158
呼吸音減弱 — 126
呼吸回数 — 114
呼吸困難 — 100
呼吸性変動 — 126
呼吸停止 — 48,58,90
呼吸不全 — 78
骨盤骨折 — 76

さ

サイトメガロウイルス脳炎 —— 34
酸素需要 —— 18,44,108,120
酸素飽和度 —— 44
自己抜去 —— 20,26,82,88
重症化スコア —— 92
12誘導心電図 —— 40,96
循環血液量減少性ショック —— 84
消化管穿孔 —— 22
小腸穿孔 —— 20
食事摂取 —— 144
除細動 —— 96
ショック —— 42,64,104
心筋梗塞 —— 12,40,102,162
人工心肺 —— 130
心臓血管外科手術 —— 134
心タンポナーデ —— 102
心停止 —— 170
深部静脈血栓 —— 170
心不全 —— 88,102,118
腎不全 —— 38
頭痛 —— 58,164
性格変化 —— 34
絶食 —— 24
せん妄 —— 12,16,20,24,26,30,88
造影剤 —— 50

た

体位変換 —— 160

体温低下 —— 106
大呼吸 —— 106
体動 —— 82
多弁 —— 18
窒息 —— 150
知的障害 —— 30,144
中心静脈圧 —— 102
腸閉塞 —— 20
鎮静薬 —— 42,132
鎮痛薬 —— 42
低栄養 —— 110
低カリウム血症 —— 32
転院 —— 78
統合失調症 —— 32,150
透析 —— 68,84,104
疼痛 —— 128
頭部打撲 —— 30,68
動脈圧波形 —— 66
ドクターコール —— 42,90
吐血 —— 74
努力呼吸 —— 132
ドレーン排液 —— 86

な

内視鏡治療 —— 74
尿量減少 —— 118
認知症 —— 138,152
熱傷 —— 16
粘稠痰 —— 142
脳梗塞 —— 14,28,54
脳出血 —— 146

脳神経反射 130
脳動脈瘤破裂 58
脳ヘルニア 30

は

敗血症 16,18
敗血症性ショック 18,22,26
排尿 48
背部痛 76
排便 84
発汗 166
発熱 26,48,60,64,70,72,144
鼻出血 154
微熱 114
貧血 98,148
頻呼吸 22,44,52,89,92,100,108,110
頻脈 120
フィジカルアセスメント 22,70
腹水 46
腹痛 20,64,70,104,106
腹部大動脈瘤 76
腹部膨満感 20
プレショック 64
蜂窩織炎 16
縫合不全 128
乏尿 108
歩行訓練 122
発赤 52

ま

麻酔 130,140
脈圧低下 102
免疫抑制状態 34

や

輸液 20

ら

リエゾンチーム 24
離床 116
リソースナース 80,92
リハビリ 124
リフィーディング症候群 110
冷汗 100,122

欧

BMI 116,168
COPD 44
DNAR 60
ECMO 86
HFNC 44,158
PEA 68,94
RRS 46,56,58,78,80,92,106,110
SpO$_2$ 100,118,126,158,168
ST 64
tPA 66
VT 96

急変フラグ
「まさかこんなことが起こるなんて」を見抜いて予測できる！

2025 年 4 月 8 日　第 1 刷発行

編　　著	藤野智子
発 行 人	山本教雄
編 集 人	向井直人
発 行 所	メディカル・ケア・サービス株式会社
	〒 330-6029 埼玉県さいたま市中央区新都心 11-2
	ランド・アクシス・タワー 29 階
発行発売	株式会社Gakken
	〒 141-8416 東京都品川区西五反田 2-11-8
印 刷 所	TOPPAN 株式会社

この本に関する各種お問い合わせ
- 本の内容については、下記サイトのお問い合わせフォームよりお願いします。
  https://www.mcsg.co.jp/contact/
- 在庫については Tel 03-6431-1250（販売部）
- 不良品（落丁、乱丁）については Tel 0570-000577
  学研業務センター　〒 354-0045 埼玉県入間郡三芳町上富 279-1
- 上記以外のお問い合わせは　Tel 0570-056-710（学研グループ総合案内）

© T.Fujino 2025 Printed in Japan

本書の無断転載、複製、複写（コピー）、翻訳を禁じます。本書を代行業者等の第三者に依頼してスキャンやデジタル化することは、たとえ個人や家庭内の利用であっても、著作権法上、認められておりません。

本書に記載されている内容は、出版時の最新情報に基づくとともに、臨床例をもとに正確かつ普遍化すべく、著者、編者、監修者、編集委員ならびに出版社それぞれが最善の努力をしております。しかし、本書の記載内容によりトラブルや損害、不測の事故等が生じた場合、著者、編者、監修者、編集委員ならびに出版社は、その責を負いかねます。また、本書に記載されている医薬品や機器等の使用にあたっては、常に最新の各々の添付文書（電子添文）や取扱説明書を参照のうえ、適応や使用方法等をご確認ください。

メディカル・ケア・サービス株式会社

学研グループの書籍・雑誌についての新刊情報・詳細情報は、下記をご覧ください。
学研出版サイト　https://hon.gakken.jp/